汉竹编著·健康爱家系列

U0120248

健康养生：
好习惯
胜过好医生

秦明珠 著

江苏凤凰科学技术出版社·南京

图书在版编目（CIP）数据

健康养生：好习惯胜过好医生 / 秦明珠著 . — 南京：江苏凤凰科学技术出版社，2023.8
（汉竹·健康爱家系列）
ISBN 978-7-5713-2994-5

Ⅰ . ①健… Ⅱ . ①秦… Ⅲ . ①养生（中医）–基本知识
Ⅳ . ① R212

中国版本图书馆 CIP 数据核字 (2022) 第 094613 号

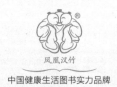

凤凰汉竹

中国健康生活图书实力品牌

健康养生：好习惯胜过好医生

著 者	秦明珠
全书设计	汉 竹
责任编辑	刘玉锋 赵 呈
特邀编辑	张 瑜 郭 搏 肖华清 宋 芮
责任校对	仲 敏
责任监制	刘文洋

出版发行	江苏凤凰科学技术出版社
出版社地址	南京市湖南路 1 号 A 楼，邮编：210009
出版社网址	http://www.pspress.cn
印 刷	南京新世纪联盟印务有限公司

开 本	720 mm × 1 000 mm 1/16
印 张	12
字 数	240 000
版 次	2023 年 8 月第 1 版
印 次	2023 年 8 月第 1 次印刷

标准书号	ISBN 978-7-5713-2994-5
定 价	36.00 元

图书如有印装质量问题，可向我社印务部调换。

推荐序

当代社会经济不断发展，人民生活水平不断提高，中国人的平均寿命明显延长，但是随着疾病的发展变化，难治的慢性病不断增多，严重影响了人民群众的生活质量。事实上，慢性病大多数是可以预防或早期干预的。这就需要我们必须从"疾病医学"向"健康医学"转变，从重视治疗向重视预防转变，将"末端治理"变为"源头治理"。许多慢性病，如心脑血管疾病、糖尿病、慢性阻塞性肺部疾病、某些精神疾病等，多与不健康的生活方式和不良的生活习惯相关。健康的生活方式和生活习惯是人体预防和治疗疾病的重要手段，是健康长寿的法宝。

秦明珠教授在 1996 年、1998 年分别编纂了《中医食疗学》《食物中药与验方》两本专著，经过 20 多年的沉淀，在这两本书的基础上，从预防疾病的角度出发，根据中医药理论，在"人类健康四大基石"的基础上进一步拓展为"平衡膳食是健康的基础，充足睡眠是健康的保障，足量饮水是健康的源泉，适量运动是健康的保证，良好心态是健康的关键，戒烟限酒是健康的需要，常晒太阳是健康的'催化剂'，定期体检是健康的防线"，从这八个方面建立健康的生活方式，养成良好的生活习惯，可控制 60%~80% 的慢性病。

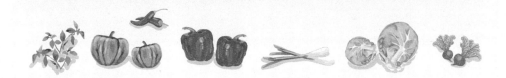

关于健康，医生和药师只能做辅助工作，自己才是健康的第一责任人。改变不良的生活方式和习惯，才是预防慢性病的根本方法。"最好的医生是自己"就是这个道理，这个理念是人类健康观认识上的新飞跃。

全书内容具有科学性、知识性、可读性、通俗性、实用性、可操作性；全书突出一个"记"字，各章有作者根据切身体会编写的顺口溜或内容提要；全书更突出一个"用"字，内容贴近生活、贴近百姓，看得见、用得上。另外，这本书的一大特点是将中医药理论与现代科学相结合，所举实例都是作者所见所闻或切身体会，内容丰富、条理清楚、明白晓畅、深浅适度，适合各类人群阅读，是一本难得而有益的健康养生参考读物，值得推荐。

李飞

2022 年 5 月于南京

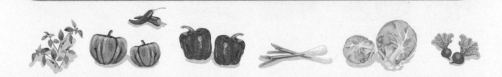

自序

　　随着经济的发展，社会的进步，物质生活的富裕，医疗条件的改善，人们对健康、长寿有了更多的期待。大家不但要长寿，而且要健康，活到人类应有的或接近应有的最高寿命，并在这期间享有较高的生活质量。

　　健康是促进人全面发展的必然要求，是经济社会发展的基础条件，是民族昌盛和国家富强的重要标志，也是广大人民群众的共同追求。根据世界卫生组织（WHO）的定义，健康不仅仅指不生病，而应当是身体、心理和社会适应的良好状态。

　　研究表明，人体的健康和寿命15％取决于遗传因素，10％取决于社会因素，7％取决于气候环境因素，8％取决于医疗条件，60％取决于自己的生活方式。可见，健康的60％掌握在我们自己手中，对健康影响较大的是那些我们可以控制的因素，而这些因素也是健康的决定性因素，所以每个人都是自己健康的第一责任人。人们总在精心保护自己心爱的物品，却常忽略了对自己身体的照顾。在生活中，可以有人替你开车、替你赚钱、替你花钱，但没有人替你生病。

　　人们常重视医疗，忽视了预防，而预防恰恰是维护身体健康更重要、性价比更高的方法。大家不妨"改变"不良的生活习惯，这种"改变"本身就是治疗。与其期望医疗的进步或者气候环境的改善，倒不如从自身做起，将健康长寿的钥匙牢牢地掌握在自己手中。正如《黄帝内经》中所写："上工治未病""圣人不治已病治未病"。西方也有谚语，"一盎司预防胜过一磅治疗（1磅=16盎司）"。从整体看，一个完整的医学链条概念应当包含预防、保健、诊断、治疗、康复，医院只能做到诊断和治疗疾病两个环节，而预防、保健可使人罹患慢性非传染性疾病的概率大大降低，这就说明了预防、保健的重要性。人们的健康观念也应该从看病向防病保健转变。把道理化为行动，行动养成好习惯，人体健康才能真正改变。健康的生活方式从好习惯开始，这就是健康长寿的密码。

秦明珠

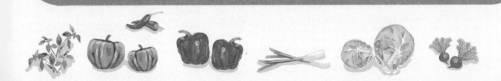

目录

第一章 平衡膳食是健康的基础

第二章　充足睡眠是健康的保障

第三章　足量饮水是健康的源泉

第四章　适量运动是健康的保证

第五章　良好的心态是健康的关键

第六章　戒烟限酒是健康的需要

第七章　常晒太阳是健康的"催化剂"

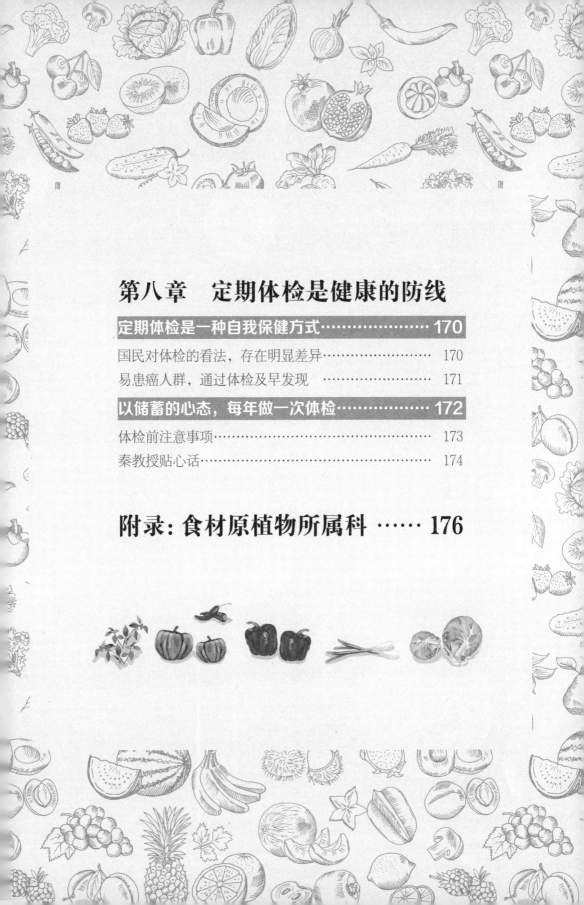

第八章　定期体检是健康的防线

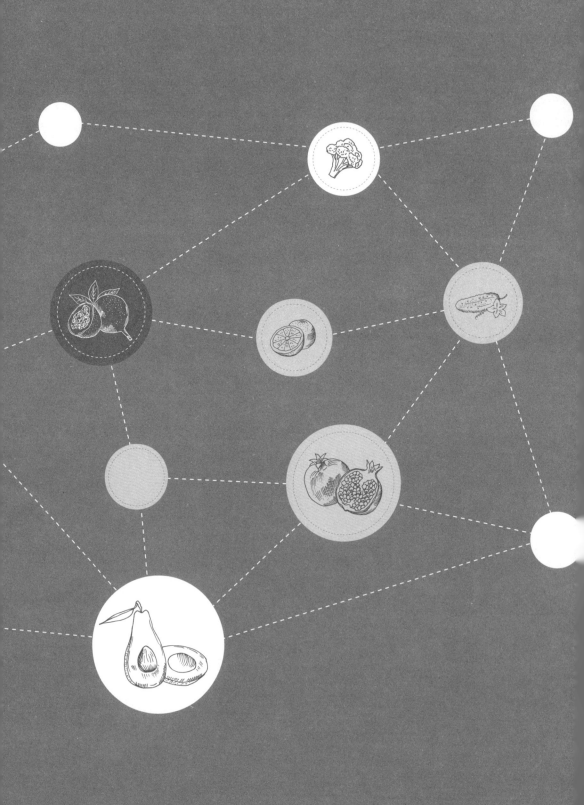

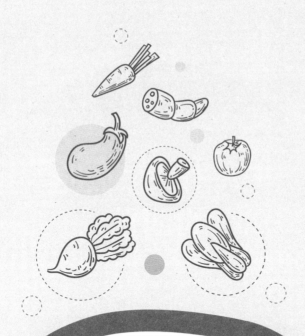

第一章
平衡膳食是健康的基础

随着生活水平的提高，人们对"吃"的认识与要求也在不断地变化与提升。如何"吃出健康"已然成了大家普遍关心的问题。健康饮食关键在于"平衡"，食物中的各种营养成分对人体的不同生理功能至关重要，因此，平衡膳食是维护自身健康的基础。今后10~15年是我国改善国民营养健康、降低疾病负担的关键战略期，抓住机遇，及时采取措施，将会事半功倍，而平衡膳食正是实现均衡营养的基础和保障，可预防和减少与膳食相关慢性病的发生，从而提高全民整体健康素质。

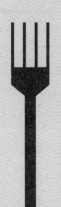

进入"该怎么吃"的时代

从"吃饱""吃好"到"吃得安全、吃出健康"，
这是饮食文化在社会发展中的必然趋势，我
们将进入"该怎么吃"的时代。积极调
整饮食结构，改变不良饮食习惯，
是健康养生的基础。

民以食为天

食物对于个人、家庭和国家都是非常重要的。唐代医家孙思邈说："安身之本，必资于食……不知食宜者，不足以存生也。"《本草纲目》指出："饮食者，人之命脉也。"食物是人类促进生长发育和维持生命健康的重要物质基础，也是人类体能与智力发展的必要条件。

"吃好饭"是健康生活方式的重要组成部分，是健康的基础。"饮食不可一日废之""民以食为天"，可见饮食对人体健康的重要性。但是，也有越来越多的现代研究证实，饮食与疾病息息相关，我国也有"病从口入"的说法。膳食中碳水化合物、脂肪和蛋白质占一天总能量的比例应分别为50%~65%、20%~30%、10%~15%，能量过剩或不足，均会引起一系列代谢紊乱。积极调整饮食结构，改变不良饮食习惯，已成为预防和辅助治疗疾病的重要手段。

我国饮食普遍现状

近年来，我国居民物质生活条件大为改善，营养不良现象得到了很大的缓解，但仍然存在膳食结构不够合理的问题，由此导致的营养问题依然突出。我国居民存在的营养问题有：①膳食结构不合理现象较为突出。②全谷物、深色蔬菜、水果、奶类、大豆类摄入普遍不足。③动物类食物尤其是畜肉摄入过多，鱼虾类摄入不足。④烹调油和食盐摄入水平居高不下。⑤饮酒率增加。⑥年轻人饮料消费增多导致添加糖的摄入明显增加。⑦居民身体活动水平呈现下降趋势，能量摄入和消耗控制失衡。

倡导平衡膳食

为适应国民营养健康的需要，提高国民健康意识，帮助国民合理选择食物，减少或预防慢性病的发生，我国于1989年首次发布了《中国居民膳食指南》。为保证《中国居民膳食指南》的时效性和科学性，结合中国居民膳食和营养摄入情况、营养素需求以及营养理论的知识更新，并分别于1997年、2007年、2016年和2022年对《中国居民膳食指南》进行了四次修订，使其真正切合不同时期居民营养健康的需求。《中国居民膳食指南》是老百姓平衡膳食的依据，是吃出健康的保证。

调查数据显示，我国居民超重、肥胖问题严峻，学生超重、肥胖率持续增长；高血压、糖尿病等与膳食相关的慢性病的患病率居高不下，且低龄化趋势明显。再加上居民健康饮食意识普遍不足，常忽视食物搭配的多样性和合理性，导致上述情况日益严重。因此，在当前实际情况下，倡导平衡膳食的理念还有助于为机体免疫力提供重要物质保障，降低心血管疾病、高血压、2型糖尿病、结直肠癌、乳腺癌的发病风险。

膳食指南（Dietary Guidelines,DG）是根据营养科学原则和人体营养的需要，结合当地食物生产供应情况及人群生活实践，由政府或权威机构研究并提出的食物选择和身体活动的指导意见。《中国居民膳食指南》是以科学证据为基础，从维护健康的角度出发，为我国居民提供食物营养和身体活动的指导，所述内容都是从理论研究到生活实践的科学共识，在指导、教育我国居民采用平衡膳食、改善营养状况及增强体质方面具有重要意义。

什么是平衡膳食

　　不同食物中所含的营养成分是不同的，只有多种食物组成的膳食才能满足人体所需的营养。平衡膳食模式能满足人体正常生长发育及各种生理活动的需求，并且可降低多种慢性病的发病风险，中国居民平衡膳食宝塔就是在这一理念的指导下设计的，类似的还有中国居民平衡膳食餐盘、中国儿童平衡膳食算盘等。

中国居民平衡膳食宝塔（2022）[①]

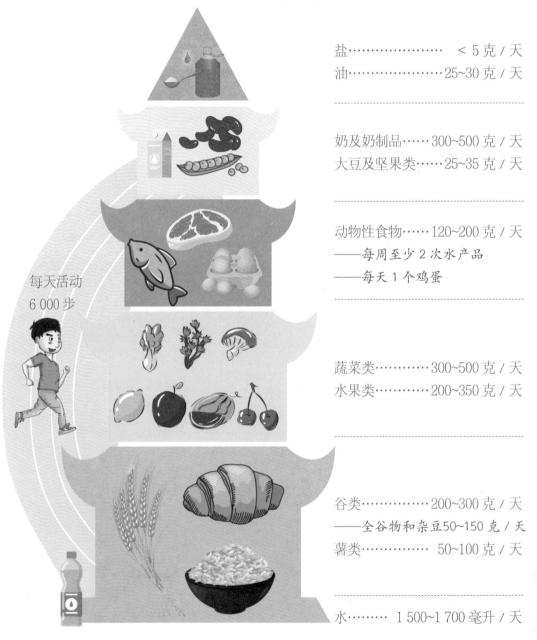

盐……………………　＜5 克／天
油………………………25~30 克／天

奶及奶制品……300~500 克／天
大豆及坚果类……25~35 克／天

动物性食物……120~200 克／天
——每周至少 2 次水产品
——每天 1 个鸡蛋

蔬菜类…………300~500 克／天
水果类…………200~350 克／天

谷类……………200~300 克／天
——全谷物和杂豆50~150 克／天
薯类……………　50~100 克／天

水………1 500~1 700 毫升／天

每天活动
6 000 步

中国居民平衡膳食餐盘（2022）②

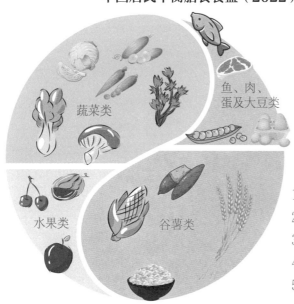

蔬菜类

鱼、肉、蛋及大豆类

水果类

谷薯类

1. 食物多样，谷类为主
2. 餐餐有蔬菜
3. 天天吃水果
4. 吃适量鱼、肉、蛋和豆类
5. 一天一杯奶

中国儿童平衡膳食算盘（2022）③

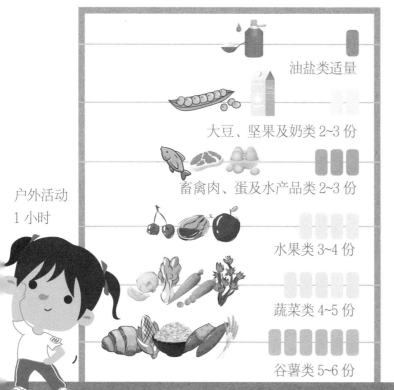

油盐类适量

大豆、坚果及奶类 2~3 份

畜禽肉、蛋及水产品类 2~3 份

水果类 3~4 份

蔬菜类 4~5 份

谷薯类 5~6 份

户外活动 1 小时

合理营养要通过平衡膳食来实现，科学饮食的标准是全面、均衡、适度。儿童每餐食物种类要丰富，不偏食，不挑食，换着花样吃；什么食物都吃点儿，什么食物都不多吃。合理营养是儿童健康的物质基础，平衡膳食则是实现合理营养的根本途径。

①②资料参考《中国居民膳食指南（2022）》。
③资料参考《中国学龄儿童膳食指南（2022）》。

食物多样，谷类为主

在中国几千年的历史记载中不乏饮食养生的思想，《黄帝内经》就已提出"五谷为养，五果为助，五畜为益，五菜为充"的饮食原则，这也是现代膳食平衡的起源，是食物多样、膳食搭配的依据，体现了食物多样、谷类为主的理念。

获得全面、均衡的营养

食物多样、谷类为主是指我们吃的食物种类越多越好，主要包括谷薯类、蔬果类、畜禽肉蛋类、大豆坚果类等，并做到合理搭配，即粗细搭配、荤素搭配、颜色深浅搭配，这样才能从食物中获得更全面、均衡的营养，这就要求我们每个人不挑食、不偏食。

挑食，指饮食过程中对食物挑剔，仅吃自己喜欢的食物。挑食程度可以分为轻度、中度和重度。轻度挑食不会对健康产生明显的负面影响。中度和重度挑食则会对健康有一定的影响，会造成身体营养不

均衡、免疫力低下、容易生病等问题。比如不吃胡萝卜、西红柿等，易因缺乏维生素 A 而导致夜盲症；爱吃荤食而不吃蔬菜，易因体内缺乏维生素 C 而导致牙龈出血，重者导致坏血病。

偏食，指的是日常只吃自己喜欢的食物，不吃或很少吃其他食物。偏食对人体健康极为不利，比如有的人常年以玉米、红薯等粗粮为主食，这些含较多膳食纤维的食物对消化道具有刺激作用，可促进肠道蠕动，防止便秘，但若长期吃，则易引发消化道疾病。

有效控制血糖

精白米、面是指加工精度高的稻米和小麦，出米、出面率低，色白、口感好。但从营养价值来讲，大米和面粉并非越白越好，因为加工精度越高，谷类中的营养素损失得就越多，特别是B族维生素和矿物质。

俗话说"病从口入"，血脂异常、糖尿病、脂肪肝等许多疾病都与不良的饮食习惯有关。谷类加工越精细，在摄入后血糖反应就越高。另外，同一种食物不同的烹调方法对血糖水平的影响也不同，比如煮得较烂的米饭，在餐后0.5~1小时内血糖水平明显高于蒸煮时间短的米饭。因此，对于需要控制血糖的人群来说，不宜吃煮得较烂的米饭或喝熬煮时间较长的精白米粥。如果喜欢喝粥，建议喝杂粮粥，比如糙米、小米、赤豆、燕麦、绿豆粥等，还可以搭配蔬菜，杂粮和蔬菜中富含膳食纤维，不仅可以减缓血糖升高的速度，还可以促进肠道蠕动，预防便秘。

维生素、矿物质发挥协同作用

维生素是人体维持正常生理功能所必需的一类微量有机物质，在人体生长、代谢、发育过程中发挥着重要的作用。这类物质由于体内不能合成或合成量不足，所以需要从食物中获取。人体需要的维生素有维生素A、B族维生素、维生素C、维生素D、维生素E、维生素K等。

矿物质，又称"无机盐"，是人体内无机物的总称，和维生素一样是人体必需的元素。矿物质是人体无法自身产生、合成的，每天矿物质的摄取量也是基本确定的，但随年龄、性别、身体状况、环境、工作状况的不同会出现一定的变化。根据在人体内含量的多少，矿物质又可分为两大类：含量大于体重0.01%的称为常量元素，例如钙、磷、钾、钠、镁等；含量小于体重0.01%的称为微量元素，例如铁、铜、锌、硒、碘、硅等。

"团队合作强过单兵作战"，比如维生素C和铁搭档，维生素D和钙搭档，可以更好地发挥营养素之间的协同作用。例如，一个缺铁性贫血的患者，不仅要多吃含铁丰富的食物，同时也需多吃富含维生素C的蔬菜、水果，因为摄入维生素C有利于铁的吸收。再比如，骨质疏松患者要经常接受阳光照射，同时多吃含钙丰富的虾皮、牛奶、豆腐等食物，这样做会对维生素D的生成及钙质的吸收起到积极作用。

发挥蛋白质互补作用

蛋白质是由氨基酸构成的。食物蛋白质和我们人体蛋白质不一样，我们吃进的食物蛋白质，要先被分解成氨基酸，然后才能为人体所用。

食物蛋白质氨基酸模式与人体的蛋白质氨基酸模式越接近，该蛋白质的利用率就越高，食物蛋白质的营养价值也相对越高，这就属于优质蛋白质。一般来说，蛋、奶、瘦肉、鱼以及大豆所含的蛋白质，被称为"优质蛋白质"。主食中的蛋白质，例如米、面，其氨基酸的含量和组成与人体所需的相比有些不足，因此被称为"不完全蛋白质"。

不同食物蛋白质中氨基酸的种类和含量比例差异很大。若将两种或两种以上的食物一同食用，它们就可以进行互相补偿，这种作用称"蛋白质互补作用"。

例如：玉米、面粉、小米、大米中的蛋白质赖氨酸含量较低，但蛋氨酸含量相对较高；大豆类食物中的蛋白质恰恰相反，赖氨酸含量丰富，色氨酸和蛋氨酸含量相对较少。如果谷类和大豆类食物混合食用，可以明显提高单吃谷类或单吃大豆时的营养价值，达到提高膳食营养价值的目的。例如，喝豆浆时吃点儿馒头或面包，吃米饭时配上豆腐或豆制品做的菜肴等，能让我们获得更多的营养。

促进全家身体健康

中国膳食受文化、家庭和兴趣爱好等多方面的影响。另外，我国幅员辽阔，各地的饮食习惯及物产也不尽相同。但无论受什么影响，无论有什么不同，我们每天的膳食都应尽量包括谷薯类、蔬菜类、水果类、鱼肉蛋及大豆类、坚果类等食物。每天每种食物的摄入量可以少一些，但种类要多一点儿，并做到合理搭配。

大家或许都有体会，如果家里每天或每两天都吃差不多的菜肴，家人就会说："怎么老是吃这个菜？"小孩子们放学回来看见餐桌上的菜肴和上一顿不一样，也总会显得很高兴；自己如果看见餐桌上的菜肴和上一顿有些重复，也免不了说上一句："又吃这个菜？"

家庭是良好饮食文化传统传承的场所。为了全家人的身体健康，我们应尽量追求食物多样、谷类为主、合理搭配的膳食模式，勤于探索适合全家人一日三餐的平衡膳食方法，逐步养成良好的膳食习惯。建议家里的"掌勺人"尽量做到食物多样，建议2~3天不重复，这样容易让全家人保持对食物的新鲜感，不仅能增进食欲，还有助于营造一家人其乐融融的用餐氛围。良好的用餐情绪有利于营养吸收和全家人的健康。

厨房有烟火，家里有温度，心中有牵挂，看似平凡的一天，其实并不平凡。

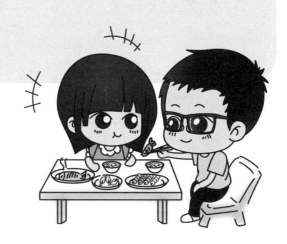

摄入有益的化学物质

化学物质其实就是一系列化学物质的总称，它们存在于谷薯类、蔬菜类、水果类、鱼肉蛋及大豆类、坚果类等食物之中，是除营养素外的对身体有益的化学物质，也被称为生物活性物质。许多生物活性物质具有抗氧化、抗炎、调节免疫力等功效，对预防心血管疾病和癌症等有较好的作用。

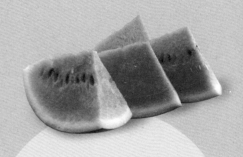

番茄红素除了存在于番茄中，还广泛存在于西瓜、红柚、红辣椒、石榴、草莓等红色水果中，适量摄入有助于降低肺癌、胃癌、直肠癌、前列腺癌等恶性肿瘤的发生概率。

茄科蔬菜番茄中含有番茄红素。番茄红素是类胡萝卜素的一种，是人们目前发现的自然界中较强的抗氧化剂之一，有助于保护皮肤、延缓衰老。

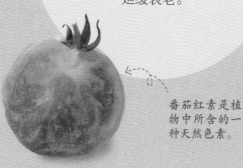

番茄红素是植物中所含的一种天然色素。

大蒜素对细菌、病毒、真菌等有不同程度的抑制或杀灭作用。

百合科蔬菜大蒜中含有的大蒜素可以降低肝脏中胆固醇的合成。另外，大蒜素具有很强的杀菌作用，是天然的抗生素，可以有效防治消化道的细菌感染。

菌藻类含有植物多糖，如海带多糖、香菇多糖等，这些物质可增强细胞免疫功能，提高机体免疫力。一些多糖对癌细胞具有很强的抑制作用，可作为抗肿瘤活性物质。

对植物多糖的研究日益受到关注，许多植物多糖具有抗肿瘤、降血糖、降血脂、抗辐射、抗菌、抗病毒、保护肝脏等保健作用。

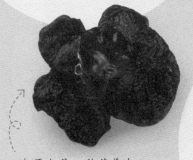

木耳也是一种营养丰富的食用真菌。

豆科大豆中含有植物固醇、皂苷等，这些成分对预防心血管疾病、骨质疏松，改善女性绝经期症状等有着积极作用。

将大豆磨成豆粉或做成豆浆，更容易吸收。

十字花科蔬菜含有的有效成分，可以抑制由多种致癌物诱发的癌症。常见的十字花科蔬菜有西蓝花、芥蓝、菜花等。

鱼类中脂肪含量相对较低，且含有较多的不饱和脂肪酸，有些鱼类富含二十碳五烯酸（EPA）和二十二碳六烯酸（DHA），对预防血脂异常和心血管疾病等有一定作用，可常食。

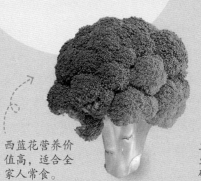

西蓝花营养价值高，适合全家人常食。

鱼肉中富含维生素A、铁、钙、磷等营养素。

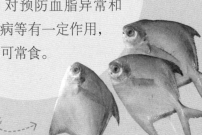

食物多样

食物多样是实现平衡膳食的基础。多样可使"平衡"变得容易，不仅可以为人体提供充足的营养，同时也有助于预防疾病。研究表明，在食物多样性越高的国家和地区，人们生活质量越高，更容易健康长寿。

食物多样才能满足人体需要

人体需要的营养素有 40 多种，主要包括蛋白质、碳水化合物、脂肪、钙、铁、碘、锌、硒、维生素 A、维生素 B_1、维生素 B_2、维生素 C 等，这些营养素都需要从食物中获取。人体缺乏某种营养素，除导致免疫能力下降、体质差外，还会引起特定的疾病，比如：钙和维生素 D 缺乏会引起佝偻病、骨质疏松；铁摄入量不足会引起缺铁性贫血等。

人体主要通过食物摄入来满足对营养素的需求。食物中含有多种营养成分，不同食物中的营养素及其他有益成分的种类和含量不同，只有多种食物组成的膳食，才能满足人体对各种营养素的需要及各种生理活动的需要，同时可降低包括心血管疾病、糖尿病等多种疾病的发病风险，是保障人体营养和健康的基础。任何一种天然食物都不可能含有人体所需要的全部能量及营养素，因此，我们要做到食物多样，并科学合理地搭配食物。

食物多样并不难

食物多样要求我们在日常生活中做到食物种类尽量多、尽量经常变换花样，并做到合理搭配。食物多样其实并不难，日常应摄入的五大类食物要尽可能都摄入，不同种类的食物合理搭配，可以每种菜的量少一点儿，但种类尽量多一点儿，还要关注粗细、荤素和颜色深浅的搭配。

平均每天不重复的食物种类数应多于12种，每周应多于25种（烹调油和调味品不计算在内）。按照一日三餐食物品种数的分配，早餐至少摄入4~5种食物，午餐至少摄入5~6种食物，晚餐至少摄入4~5种食物。加餐至少摄入1~2种食物。

食物多样这样做

人类的食物是多种多样的，各种食物所含的营养成分不完全相同。除了喂养6个月内婴儿的母乳外，任何一种天然食物都不能提供人体所必需的全部营养素。平衡膳食必须由多种食物组成，才能满足人体对各种营养素的需要，达到合理营养、促进健康的目的。

多种食物应包括以下五大类：①谷类及薯类：谷类包括米、面、杂粮；薯类包括马铃薯、红薯、芋头等，主要提供碳水化合物、蛋白质、矿物质、膳食纤维及B族维生素。②动物性食物：包括畜、禽、鱼、奶、蛋等，主要提供蛋白质、脂肪、矿物质、维生素A和B族维生素。③大豆类及坚果类：主要提供蛋白质、脂肪、膳食纤维、矿物质和B族维生素。④蔬菜水果类：包括根茎、叶菜、茄果等，主要提供膳食纤维、矿物质、维生素C和胡萝卜素。⑤纯能量食物：包括动物油、植物油、淀粉、食用糖，主要提供能量，动、植物油还可提供维生素E和必需脂肪酸。

食物种类和主要营养素

食物种类	食物举例	主要营养素
谷薯类、杂豆类	谷类：稻米、小麦、小米 薯类：马铃薯、红薯 杂豆类：绿豆、豌豆	碳水化合物、蛋白质、矿物质、膳食纤维及 B 族维生素（全谷物营养价值更高）
蔬菜水果类	蔬菜：胡萝卜、菠菜、甜椒 水果：橙子、苹果、香蕉、葡萄	膳食纤维、矿物质、维生素 C、胡萝卜素以及有益健康的植物化学物质（深色蔬菜营养价值更高）
动物性食物	水产品、禽、畜、蛋、奶	蛋白质、脂肪、矿物质、维生素
大豆类和坚果类	大豆类：黄豆、青豆、黑豆 坚果：花生、瓜子、核桃、杏仁	蛋白质、脂肪、矿物质、B 族维生素和维生素 E
纯能量食物	油、淀粉、食用糖	主要提供能量，其中动、植物油可提供维生素 E 和必需脂肪酸

建议摄入的主要食物品种数

食物种类	平均每天种类数	每周至少种类数
谷薯类、杂豆类	3	5
蔬菜、水果类	4	10
禽、畜、鱼、蛋类	3	5
奶、大豆类和坚果类	2	5
合计	12	25

同类食物互换表

谷类	稻米、小麦、小米、大麦、燕麦、荞麦、莜麦、玉米、高粱
杂豆类	赤豆、绿豆、花豆、芸豆、蚕豆、豌豆
薯类	马铃薯、红薯、芋头、山药
蔬菜类	叶茎类：青菜、油菜、菠菜、芹菜、荠菜、白菜 茄果类：茄子、青椒、西红柿、黄瓜 根菜类：白萝卜、胡萝卜 水生蔬菜：慈姑、菱角、莲藕、茭白 菌藻类：木耳、海带 鲜豆类：菜豆、豇豆、扁豆 葱蒜和其他类别：大蒜、洋葱、大葱、韭菜
水果类	苹果、梨、桃、西瓜、香蕉、菠萝、橙子、芦柑、橘子
畜禽肉	鸡、鸭、鹅、猪、牛、羊
水产品	鱼、虾、蟹、贝类
奶制品	牛奶、羊奶及其制品（奶粉、酸奶、奶酪、炼乳）
蛋类	鸡蛋、鸭蛋、鹅蛋
豆制品	豆浆、豆腐、豆腐干
坚果类	花生、核桃、葵花子、南瓜子、西瓜子、松子、扁桃仁、杏仁

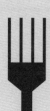

谷类食物为主

谷类食物为主是平衡膳食模式的重要特征。谷类食物是中国传统膳食的主食，是人体能量的重要来源，也是 B 族维生素、矿物质、膳食纤维等营养成分的重要来源。

谷类食物的好处

近年来，我国居民膳食模式中谷类作为传统主食的地位正在发生变化：居民的谷类摄入量逐年下降，动物性食物和油脂摄入量逐年增多，这就导致了能量摄入过剩；谷类过度精加工，导致 B 族维生素、矿物质和膳食纤维损失增多而引起摄入量不足……这些都有可能增加心血管疾病、2 型糖尿病等慢性病的发生风险。

人们应保持每天适量的谷类食物摄入，尤其要注意增加全谷物的摄入量，这样可减少体重增加的风险，也有利于降低 2 型糖尿病、心血管疾病、结肠癌、直肠癌等与膳食相关疾病的发病风险。

谷类食物作为主食

所谓谷类为主，就是谷类食物所提供的能量要占膳食总能量的一半以上。

谷类为主是平衡膳食模式的重要特征，一日三餐都要摄入充足的谷类食物。

我国居民习惯把谷类食物作为主食，谷类食物中碳水化合物含量一般占 40%~70%，蛋白质含量占 8%~12%，脂肪含量占 2% 左右，还含有矿物质、B 族维生素和膳食纤维。谷类为主的膳食模式，不仅可以提供充足的能量，保障碳水化合物供给能量达到膳食总能量的一半以上，还能够减少动物性食物和脂肪的摄入，降低心血管疾病和 2 型糖尿病等慢性病的发病风险。

多选全谷物

全谷物是指未经精细化加工或虽经碾磨（粉碎或压片等）处理，仍保留了完整谷粒所具备的外壳、糊粉层、胚乳、胚芽及其营养成分的谷物。我国传统饮食习惯中作为主食的稻米、小麦、大麦、燕麦、黑麦、黑米、玉米、高粱、青稞、黄米、小米、荞麦、薏米等，如果加工得当，均可作为全谷物的良好来源。此外，莲子、芡实等淀粉含量较高，也可作为全谷物食用。

大部分粗粮属于全谷物，因其没有经过过度加工，保留了谷物原有的营养价值。但是，有些粗粮在加工过程中除去了胚芽、种皮，如玉米糁等，则不能称为全谷物。

与精制谷物相比，全谷物含有较多的天然营养成分，如膳食纤维、B 族维生素和维生素 E、矿物质、不饱和脂肪酸、植物甾醇、植酸和酚类等植物化学物质。精制谷物在过度加工过程中，外壳、糊粉层、胚芽常被分离成废弃的米糠、麦麸，营养物质大量丢失，只留下了含有淀粉和少量蛋白质的胚乳，营养价值远低于全谷物。因此，建议每餐的主食不能仅吃精白米、面，还应在一日三餐中加入全谷物，相当于一天谷物总量的 1/4~1/3。

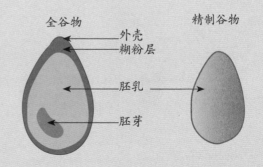

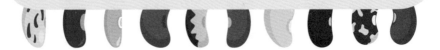

让杂豆类"走上"餐桌

联合国粮食及农业组织（FAO）将杂豆称为干豆，顾名思义，就是干收的豆类。主要包括赤豆、绿豆、芸豆、豌豆、鹰嘴豆、蚕豆等，但是不包括籽料脂肪含量高的豆类（如大豆等），也不包括豆角等可以作为蔬菜食用的豆类。杂豆类的脂肪含量低，B族维生素含量比谷类高，富含钙、磷、铁、钾、镁等矿物质。杂豆类还富含赖氨酸，与谷类食物搭配食用，可以通过食物的蛋白质互补作用，提高谷类食物的营养价值。杂豆类是膳食的好搭档，既可以融入主食中，也可以融入菜肴中。在丰富餐桌的同时，也为营养"添砖加瓦"。

杂豆可融入主食中。杂豆类可以与米、面搭配做主食，让主食不再单调。例如，大米加一些赤豆、绿豆做米饭、熬米粥；面粉里加一些豆粉蒸馒头、烙饼、擀面条等，还可以制成豆馅，作为豆沙包、豆沙春卷、八宝饭及各种糕点的馅料。

杂豆可融入菜肴中。有些杂豆类食物，例如芸豆、豌豆、鹰嘴豆、绿豆等，可做成可口菜肴。绿豆发芽可以做凉拌菜或炒菜，绿豆还可做成绿豆粉丝或绿豆凉粉。

成年人建议每天摄入全谷物和杂豆类50~150克。老人和孩子可适当少些。让全谷物和杂豆类"走上"餐桌，是健康饮食的一部分。

薯类可做主食

薯类食物包括马铃薯、红薯、山药、芋头等，从食物能量角度来看，薯类的能量比蔬菜高 3~5 倍，与米饭的能量接近。

薯类食物低脂、高钾，并且富含纤维素和果胶等，有助于促进肠道蠕动，预防便秘。薯类中的维生素 C 含量与其他根茎类蔬菜类似，这是谷类食物不可比拟的。此外，红薯还是胡萝卜素的良好来源之一。目前在我国，薯类作为主食和蔬菜都有食用，还可做零食。

薯类可主食化。马铃薯和红薯经蒸或煮后，可直接作为主食食用，也可切块放入大米中经烹煮后同食。马铃薯粉、红薯粉及其制品（比如马铃薯、红薯馒头及面条），也是主食的良好选择。

薯类可做菜肴。薯类食物可以和其他蔬菜或肉类搭配烹饪，提升营养价值，例如土豆炖牛肉、山药炖老母鸡、山药炖排骨、山药炒三鲜等，很受大家欢迎。

薯类可做零食。例如红薯干、烤红薯、烤土豆等，但是不宜多吃油炸薯类食物。

成年人建议每天摄入薯类 50~100 克，老人和孩子要适当少些；

秦教授贴心话

大范围选取不同种类的食物，能使人体获得更全面、均衡的营养。以常见的面食为例，姜汤面是地方特色面食小吃，热干面也是很有代表性的地方面食小吃。姜汤面的浇头颇有讲究，有青菜（也可用白菜代替）、笋丝（也可用茭白代替）、香菇、黄花菜、虾干、肉丝、荷包蛋、豆腐皮、蛏子（也可用蛤蜊代替）等，近10种食材。当然，热干面的调料也很有讲究，直接在煮好的面条上淋上酱汁调料，酱汁调料为萝卜丁（或榨菜）、葱花、芝麻酱、香油、味精、精盐、辣椒油、香辣酱等。姜汤面、热干面都各具特色，仅从营养角度考虑的话，相信大家不难看出姜汤面的营养相对更全面些。

想要实现膳食多样化，其实并不难。

腊八粥就是食材相互搭配的一个典范。我国各地腊八粥的花样繁多，掺入白米中的食材较多，如红枣、莲子、核桃、栗子、杏仁、松仁、桂圆、榛子、葡萄、白果、菱角、玫瑰、红豆、花生……总计不下20种。这样多种食物一起食用，可以起到蛋白质互补作用，比单吃一种食物时蛋白质的利用率高，实现了谷类和各类食物的完美结合。我们要改变仅在腊八节吃腊八粥的习惯，平时也可以经常喝杂粮粥、吃杂粮饭，以此弥补米饭中赖氨酸较少的缺点，使营养更全面。

一位凌先生，每天的食物就吃得足够丰富，他每天吃的食物种类不少于25种，包括5~8种谷类、3~5种豆类、1~2种薯类、至少6种蔬菜、1~2种鱼和肉（以禽肉为主）、3~5种干果、2~3种水果。而且他每天会吃足够的粗粮，每天吃的谷类中超过2/3是糙米、全麦面，以及红米、黑米、薏米、大麦、荞麦、玉米、小米之类的杂粮，红薯是他每天早餐必备的食物。另外，凌先生上午和下午的加餐也不是精美细腻的糕点，取而代之的是一些干果和鲜果。

营养科主任于老师对自己的要求是，每日进食的食物种类要超过20种，这并非难事，关键在于用心安排，形成习惯。追求食物多样化，可以从早餐开始。于老师每日的早餐会有5种以上的食物，包括至少2种主食（如全麦面包、燕麦粥等），至少2种蔬菜，还有鸡蛋、牛奶（或豆浆、酸奶），有时还会添加豆制品、鲜榨果汁等。他对午餐和晚餐的食物种类安排，遵循一个非常简单的原则：一天内每餐不一样，一周内尽量每日不一样，这不仅符合营养原则，也更让人心情愉悦。

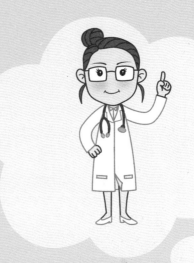

一位高三学生小王，为了减肥，每餐只吃一点儿蔬菜、一小团米饭或不吃主食。3个月下来，体重减轻了很多，但同时，小王经常感冒，有时坐久站起后眼睛发黑，精力也不像以前那样旺盛。有的年轻人为了保持身材，不吃午餐或用水果、零食打发午餐，不仅会导致营养不良，还会对胃造成伤害。对于女性，过度节食，营养不均衡，还可能会导致月经不调……因此，一日三餐都要摄入充足的食物，饮食要种类多样，以谷类为主，以达到营养全面、均衡的目的。

秦教授的"小黑板"

食物多样、谷类为主

每天的膳食应包括谷薯类、蔬菜类、水果类、畜禽鱼蛋类、奶类、大豆类、坚果类等食物。平均每天摄入 12 种以上食物，每周要摄入 25 种以上食物，并做到粗细搭配、荤素搭配、颜色深浅搭配。

每天摄入谷类食物 200~300 克，其中全谷物和杂豆类 50~150 克；薯类食物 50~100 克。

食物多样、谷类为主是平衡膳食模式的重要特征。

多吃
蔬果类、奶类、
全谷类、大豆类

基于蔬菜水果、全谷类、奶类和大豆类食物在保持健康和预防疾病方面的重要作用，在各国膳食指南中，蔬菜类、水果类、奶类、全谷类、大豆类食物都作为优先推荐。

多吃植物性食物

蔬菜和水果含水分较多，能量低，是维生素、矿物质、膳食纤维和植物化学物质的重要来源。富含蔬菜水果的膳食摄入不仅能降低脑中风和冠心病的风险以及心血管疾病的死亡率，还可以降低胃肠道癌症的发生风险。

蔬菜和水果含有丰富的维生素C、其他多种维生素、矿物质以及膳食纤维等，这些都是人体不可缺少的营养素，但人体自身不能合成，需要从食物中获取。

保证每天摄入300~500克蔬菜和200~350克水果是根据机体每天的营养需要而确定的量。我们每天都应当吃足蔬菜和水果，为身体补充足够的维生素等营养物质。

蔬果巧搭配，互换不可取

蔬菜、水果品种很多，不同蔬果的营养价值相差很大。只有选择多种蔬菜和水果，相互搭配，才能做到食物多样、健康膳食。另外，多吃蔬果，也是减少能量摄入的好办法。

尽管蔬菜和水果在营养成分和健康效应方面有很多相似之处，但它们是不同种类的食物，其营养价值各有特点。蔬菜品种远多于水果，而且蔬菜（深色蔬菜）中的维生素、矿物质、膳食纤维和植物化学物质的含量普遍高于水果（鲜枣、山楂、柑橘等部分水果除外），故水果不能代替蔬菜。

在膳食中，水果可以补充蔬菜摄入的不足。水果中某些维生素及一些微量元素的含量与新鲜蔬菜不同，水果中的碳水化合物、有机酸、果糖、果酸、果胶、芳香物质比新鲜蔬菜多，且水果食用前不用加热，其营养成分不受烹调因素影响，所以蔬菜也不能代替水果。

在平衡膳食中，要保证每餐都有多种蔬菜，每天要摄入蔬菜 300~500 克，深色蔬菜应占 1/2；水果每天选择 2~3 种或更多种，保证每天摄入 200~350 克，可在两餐之间食用，且果汁不能代替鲜果。

奶类、全谷类、豆类不能少

奶类食物营养成分齐全，组成比例适宜，容易消化吸收。适量增加奶类摄入，有利于儿童和青少年生长发育，促进成年人骨骼健康。奶类食物是含钙较丰富的食物，并且，奶类食物除了含有丰富的优质蛋白质外，还含有人体所必需的维生素 A、B 族维生素等。人在一生的膳食中都需要喝牛奶及吃一些奶制品，摄入量相当于每天 300 毫升以上液态奶。

与精制米面相比，全谷物及杂豆类可提供更多的营养成分，对降低肥胖、2 型糖尿病、心血管疾病、肿瘤等膳食相关疾病的发生风险具有重要作用。

大豆类食物富含钙、优质蛋白质、必需脂肪酸、维生素 E，并含有植物固醇、皂苷等多种有益人体健康的植物化学物质。多吃大豆及其制品可以降低乳腺癌和骨质疏松的发病风险。

餐餐有蔬菜

日常膳食要讲究荤素搭配，做到餐餐有蔬菜。成年人保证每天摄入 300~500 克蔬菜，在一餐的食物中，蔬菜重量大约应占 1/2。

新鲜蔬菜营养好

新鲜蔬菜是营养宝库，富含维生素、矿物质、膳食纤维等。另外，蔬菜的水分较多，一般新鲜蔬菜的含水量为65%~95%。大多数蔬菜能量密度较低。

蔬菜的种类很多，每类蔬菜各有其营养特点。叶菜类蔬菜，如油菜、菠菜等，富含胡萝卜素、维生素C、叶酸、矿物质；十字花科蔬菜，如菜花、卷心菜、西蓝花等，富含植物化学物质如黄酮类化合物；鲜豆类蔬菜，如蚕豆、豌豆、豇豆等，含有丰富的氨基酸、矿物质和维生素；菌藻类蔬菜，如香菇、平菇等，维生素B_2、铁、硒、钾等营养素的含量都很高，海带、紫菜富含碘等。

食用含碳水化合物高的蔬菜时，要减少主食量。莲藕、菱角、马铃薯、芋头、山药、百合、南瓜、荸荠等蔬菜中的碳水化合物含量较高，相比其他同等重量的蔬菜提供的能量也较高。因此，在食用这些蔬菜时，要注意减少主食量，尤其是血糖偏高的人更要注意。

常见蔬菜种类

类别	举例
叶、花和嫩茎类	油菜、菠菜、菜花、青菜、芹菜、竹笋等
根菜类和薯芋类	白萝卜、胡萝卜、甜菜头、芋头、山药等
茄果类	南瓜、黄瓜、茄子、西红柿、青椒等
鲜豆类	菜豆、豌豆、扁豆、蚕豆、长豆角等
葱蒜类	大蒜、大葱、韭菜、洋葱等
水生蔬菜类	莲藕、茭白、慈姑、菱角等
菌藻类	香菇、平菇、木耳、银耳、海带、裙带菜、紫菜等
其他	树生菜如香椿、槐花等；野生蔬菜如苜蓿、荠菜等

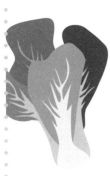

留住蔬菜的营养

蔬菜的营养素含量除了受季节、食用部位等因素影响外，还受烹饪方法影响。烹调除改变食物口感和形状外，还可能会降低蔬菜的营养价值。要根据蔬菜的特性选择适宜的加工和烹调方法，尽可能地保留蔬菜中的营养物质。

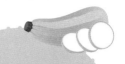

"时令"与"反季节"

真正区分"时令"与"反季节"蔬菜，还得多多深入生活，了解大自然，熟悉什么时候长什么蔬菜，享受大自然的馈赠和科技赋予的便捷。

时令蔬菜

每个时节，大自然都会赐予我们时令蔬菜。现在由于科学发达，让"冬吃夏菜，夏吃冬菜"不再稀奇。虽然反季节蔬菜能打破新鲜蔬菜的季节性限制，但与顺应自然环境生长的应季蔬菜相比，反季节蔬菜在口感、营养成分含量等方面仍有不足。因此，应将应季蔬菜作为首选，反季节蔬菜可扮演辅助和替补的角色。

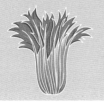

蔬菜搭配

不同蔬菜的营养特点各有千秋，选择不同品种的蔬菜合理搭配，更有利于健康。建议挑选和购买蔬菜时，品种要多变换，每天至少选购3~5种，以达到食物多样性。但是要注意，蔬菜不要储存过长时间。放置时间过长，蔬菜易发生腐烂，导致其中的亚硝酸盐含量增加，对人体健康不利。

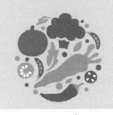

腌菜和酱菜

腌菜和酱菜是一种储存蔬菜的方式，也是风味食物，但是不能替代新鲜蔬菜。这类菜在制作过程中使用了大量盐，会导致蔬菜中的维生素流失。从营养角度来说，腌菜和酱菜已经不属于蔬菜类别。因此，腌菜和酱菜不能替代新鲜蔬菜。减少腌菜和酱菜以及其他过咸食品的摄入量，有利于减少盐的摄入。

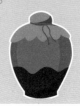

食
蔬菜类

深色蔬菜要过半

根据颜色深浅，蔬菜可分为深色蔬菜和浅色蔬菜。深色蔬菜指深绿色、红色、橘红色（或橘黄色）和紫黑色的蔬菜。深色蔬菜叶片或果实的颜色往往比较深，富含钙、铁、维生素B_2等营养素。

一般来说，深色蔬菜适合熟食，颜色浅而质地脆嫩的蔬菜适合生吃。烹调蔬菜时，温度不要过高，烹调方式应清淡少油。

深色蔬菜具有营养优势，尤其富含胡萝卜素和维生素K。此外，深色蔬菜中还含有其他多种色素物质，如叶绿素、叶黄素、番茄红素、花青素等。建议每天多摄入深色蔬菜，应占蔬菜总摄入量的一半以上。

深色蔬菜有哪些

深色蔬菜相比浅色蔬菜，胡萝卜素、维生素B_2、维生素C含量均较高，且含有更多的植物化学物质，更具备营养优势。根据中医五行理论，中医讲究"五色入五脏"，下文探讨中医五行中五色理论与蔬菜五色对人体健康的影响。

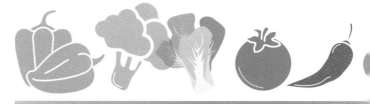

深绿色蔬菜	红色蔬菜
菠菜、油菜、芹菜叶、马兰头、菊花脑、枸杞芽、韭菜、茼蒿、芥菜等。 在中医五行的理论中，肝属木，对应中医五行中的五色为青，深绿色蔬菜可疏肝理气。	红萝卜、红辣椒、番茄等。 依照中医五行的理论，心属火，对应中医五行中的五色为赤，红色蔬菜可宁心安神。

深色蔬菜的好处

深绿色蔬菜： 含有丰富的维生素 C、叶绿素、叶黄素等。维生素 C 能够改善机体对铁和叶酸的利用，对防治缺铁性贫血和巨幼细胞性贫血等有帮助。叶绿素可以显著减少人体对致癌物质黄曲霉毒素的吸收。增加叶黄素摄入量则对预防和改善老年性眼病，如黄斑病变、白内障等有帮助。

红色蔬菜： 这类蔬菜含有大量维生素 C 和番茄红素。番茄红素是天然类胡萝卜素中较强的自由基清除剂，有助于保护皮肤，延缓衰老。

橘红色（或橘黄色）蔬菜： 含有维生素 C 和丰富的胡萝卜素。胡萝卜素可阻止低密度脂蛋白胆固醇氧化产物的形成，具有抗氧化作用。此外，胡萝卜素还可增强机体的免疫功能。

紫黑色蔬菜： 富含花青素，具有很强的抗氧化能力，有助于防衰老、消除视疲劳、增强血管弹性，还有助于预防癌症和动脉硬化。

除了深色蔬菜外，常见的还有白色蔬菜。

白色蔬菜： 食用白色蔬菜能起到舒缓情绪、调节血压和强化心肌的作用。白色蔬菜中的白萝卜食疗功效颇佳。民间自古就流传着"萝卜上街，药铺停歇"的俗语。白萝卜可刺激食欲、帮助消化、化痰生津。

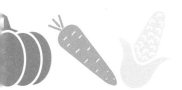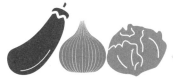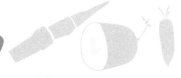

橘红色（或橘黄色）蔬菜	紫黑色蔬菜	白色蔬菜
胡萝卜、南瓜、马铃薯、薏苡仁、玉米、黄豆等。 按照中医五行理论，脾属土，对应中医五行中的五色为黄，黄色蔬菜健脾益胃。因此，常食黄色食物对脾胃大有裨益。	紫苋菜、紫甘蓝、茄子、洋葱、紫薯、黑芝麻等。紫黑色食物是指颜色呈黑色或紫色、深褐色的各种食材。 依照中医五行理论，肾属木，对应中医五行中的五色为黑，黑色蔬菜可固肾强腰。	白萝卜、菜花、冬瓜、茭白、百合、银耳等。 在中医五行理论中，肺属金，对应中医五行中的五色为白，白色蔬菜可宣肺通气，利于益气滋阴。

水果天天有

每天都应当吃足量的水果，建议每天摄入 200~350 克水果，以保证身体健康。

培养每天吃水果的习惯

很多人不习惯吃水果，或者摄入量很低，但为了营养均衡，应多吃水果，养成吃水果的习惯。我们可以把水果放在家中或工作单位容易看到和方便拿到的地方，这样随时可以看到、吃到。有孩子的家庭，要注意培养孩子吃水果的兴趣，通过讲故事、摆造型等不同方式来吸引孩子，从而增加孩子饮食中水果的摄入量。

吃当季水果

多数新鲜水果中水分占 85%~90%，富含维生素 C、钾、镁和膳食纤维。夏天和秋天是水果丰盛的季节，不同的水果，甜度和营养素含量也有所不同。选择新鲜应季的水果，经常变换购买种类，是挑选和购买水果的基本原则。

水果制品不能代替新鲜水果

新鲜水果一般难以长期保存，因此人们发明了各种水果加工制品，以延长水果保质期，食用也更方便。常见的水果制品有果汁、水果罐头、果脯、果干等。

果汁是由水果经压榨、去掉残渣而制成的。在完整的水果细胞中，营养素受到细胞膜的良好保护，而水果在榨汁的过程中，细胞膜被打破，维生素接触氧气之后，很容易被破坏。特别是西瓜、梨、桃等，榨汁后维生素 C 损失较大，而柑橘汁等酸性强的果汁中维生素 C 保存率相对高一些。另外，榨汁会使水果中的膳食纤维等也有一定的损失。

水果罐头中的水果经过高温杀菌和贮藏后，营养价值会有所下降，损失的主要是维生素，而矿物质和膳食纤维基本上都保留下来了。并且，水果罐头的含糖量和添加剂也较多。

果脯是由新鲜水果糖渍而成，维生素损失较多，且含糖量较高。

果干是由新鲜水果脱水而成，维生素有较多损失。

水果制品失去了新鲜水果的口感、自然香味儿等天然特征，维生素等营养素流失较多，因而水果制品不能代替新鲜水果，所以，尽量吃新鲜水果为好。在鲜果供应不足时，可选择一些含糖量低的水果制品或纯果汁食用。

吃水果时间有讲究

大部分人的早餐质量不高，可以适当增加水果的摄入量。两餐之间将水果作为零食食用，既能补充水分，又能获得丰富的营养素，对健康有益。不提倡在餐前进食水果，这样会影响正餐食欲，得不偿失。

钾

钾有助于维持神经健康和心跳规律正常，可以预防中风，协助肌肉正常收缩。钾含量较高的水果有枣、香蕉、樱桃等。

红色和黄色水果

胡萝卜素

胡萝卜素是维生素A的主要来源，对维持人体正常视觉功能至关重要。红色和黄色水果中的胡萝卜素含量较高，如橙子、沙棘、刺梨、芒果、橘子、木瓜等。

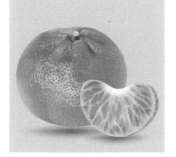

枣类、柑橘类和浆果类

维生素C

维生素C可促进铁的吸收，清除体内自由基。枣类、柑橘类和浆果类水果中维生素C含量较高，如刺梨、鲜枣、沙棘、草莓、橘子、柑、橙子、猕猴桃等。

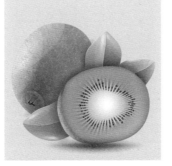

含糖量高低不同

含糖量

水果中通常含有较多的糖，包括果糖、葡萄糖和蔗糖。含糖量高的水果能量较高，需要控制能量摄入的人可选择含糖量较低的水果。含糖量较高的水果有枣、香蕉、桂圆、荔枝等。含糖量较低的水果有草莓、柠檬、杨梅等。

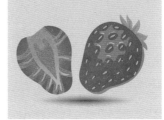

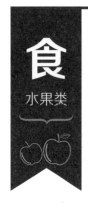

食
水果类

深色水果更佳

　　根据颜色深浅，水果可分为深色水果和浅色水果。深色水果指绿色、红色、橘红色（或橘黄色）、黑色（或黑紫色）的水果。

　　深色水果富含的维生素、硒、铁、钙、锌等物质，具有防癌抗癌、抗衰老等功效。如桑葚含有多种氨基酸、维生素、有机酸、胡萝卜素等营养物质，矿物质的含量也较高；黑葡萄含有丰富的钙、钾、磷、铁等矿物质以及多种维生素，还含有多种人体所需的氨基酸，常食黑葡萄对神经衰弱、疲劳过度者大有裨益。

深色水果有哪些

　　水果颜色越深，营养价值越高。即使是同一品种的水果或同一水果的不同部位，由于颜色不同，维生素、色素及其他营养物质的含量也不同。

　　与蔬菜一样，根据中医五行理论，在此探讨中医五行中五色理论与水果五色对人体健康的影响。

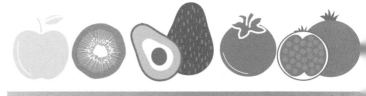

绿色水果	红色水果
青苹果、猕猴桃、牛油果等。 　在中医五行理论中，绿色水果与绿色蔬菜同理，多吃些绿色的水果能起到养肝护肝的作用。	番茄、石榴、红柚、草莓、西瓜等。 　在中医五行理论中，红色水果和红色蔬菜同理，多吃些红色水果可宁心安神。

深色水果的好处

绿色的水果：三"素"（即维生素C、叶绿素、叶黄素）满满。

红色的水果：番茄红素丰富，具有抗氧化作用，能清除自由基，抑制癌细胞形成。

橘红色（或橘黄色）的水果：含胡萝卜素丰富，可提高机体的免疫功能。

黑色（或紫黑色）的水果：之所以呈现出黑色外表，是因为它含有丰富的色素类物质，如花青素、叶绿素等，具有很强的抗氧化性，还可以提高人体的抵抗力。此外，黑色水果中钾、镁、钙等矿物质的含量也高于浅色水果，这些离子大多以有机酸盐的形式存在于水果当中，对维持人体的离子平衡有至关重要的作用。

另外，常见的水果还有白色的。

白色的水果：降压、减肥的"小帮手"。

橘红色（或橘黄色）水果	黑色（或紫黑色）水果	白色水果
橙子、木瓜、柠檬、芒果、菠萝、橘子等。 在中医五行理论中，黄色水果和黄色蔬菜同理，多吃黄色水果可调理脾胃。	紫黑色葡萄、蓝莓、桑葚等。 在中医五行理论中，黑色水果与黑色蔬菜同理，多吃黑色水果有助于固肾强腰。	甘蔗、梨、白桃等。 中医五行理论中，白色水果和白色蔬菜同理，多吃白色水果可润肺止咳。肺喜润而恶燥，秋冬季肺部易出现不适，引起咳嗽多痰等问题，中医讲白色食物入肺，秋天多吃白色水果可防秋燥。

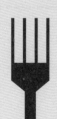

把牛奶当作膳食组成的必需品

牛奶中富含钙，并且比较容易被人体吸收。每天坚持食用奶及奶制品，保证奶类的摄入量，相当于每天 300 毫升以上的液态奶。

奶类营养丰富

奶类是一种营养成分丰富、组成比例适宜、易消化吸收的食品，市场上常见的主要有液态奶、酸奶、奶酪、奶粉等。奶类可为机体提供优质蛋白质、维生素 B_1、维生素 B_2 和钙等。奶中的乳糖能促进钙、铁、锌等矿物质的吸收。

牛奶中蛋白质含量平均为 3%，其必需氨基酸比例符合人体需要，属于优质蛋白质，易被人体吸收。

酸奶含有益生菌，经过发酵，乳糖、蛋白质和脂肪都有部分分解，更容易被人体吸收，是膳食中钙、蛋白质的良好来源。经过发酵的酸奶含有丰富的益生菌，对人体健康益处良多，可改善便秘等症。

对牛奶蛋白过敏的人，应避免食用牛奶或奶制品。

摄入足量奶类并不难

我国居民膳食中钙的摄入一直处于较低水平，从营养健康的角度讲，不论年龄、性别和地域差别，几乎所有人都应该每天坚持食用奶及奶制品，奶类的摄入量相当于每天300毫升以上液态奶。

如果每人每日奶类摄入量达到300毫升以上液态奶，将大大改善我国居民，尤其是儿童、青少年的骨骼健康状况。为了提高奶制品的摄入量，应将奶制品作为膳食组成的必需品融入日常饮食中。

需注意的是，乳饮料不是奶制品，购买时应仔细阅读食品标签。超重或肥胖者应选择饮用脱脂奶或低脂奶。

每天摄入相当于300毫升以上的液态奶并不难。例如，早餐饮用一杯牛奶（200~250毫升），午餐加一杯酸奶（100~125毫升），这样每人每日奶类摄入量就能达到推荐量。儿童或青少年可在早餐时食用奶酪2~3片，课间再喝一瓶牛奶或酸奶。

乳糖不耐受者也能饮奶

有些人由于体内缺少分解乳糖的酶，在喝牛奶后会出现以腹胀、腹泻、腹痛为主的一系列临床症状，称为"乳糖不耐受"。

乳糖是乳类中特有的双糖，人类不能直接吸收乳糖，必须在乳糖酶的作用下将其分解为葡萄糖和半乳糖后，才能被机体吸收利用。乳糖几乎存在于所有动物的奶中，而加工后的奶制品乳糖含量较少或几乎没有。下面的方法可以帮助乳糖不耐受者选择适合的奶类：①选择酸奶、奶酪等发酵型奶制品。发酵乳中已经有20%~30%的乳糖被降解成易于消化的成分，能够改善乳糖消化不良和乳糖不耐受的现象。②选择低乳糖奶，可通过查看食品标签了解乳糖含量高低（奶制品营养标签中的碳水化合物主要指乳糖）。③每次少量饮奶，分多次完成每日推荐量。④不空腹饮奶，可与其他谷类食物同时食用。⑤乳糖不耐受的人，建议用羊奶代替纯牛奶。因为羊奶中的乳糖含量比较低，而且还含有丰富的三磷酸腺苷成分，能够有效地促进乳糖的分解、转化和利用。

常吃豆制品

大豆类包括黄豆、黑豆和青豆等。中国人对豆类的喜爱由来已久，豆制品在百种以上，豆类早已成为国人饮食的重要组成部分。

豆类富含优质蛋白质

豆类含有丰富的优质蛋白质，含量为35%~40%，富含谷类蛋白质缺少的赖氨酸，是与谷类蛋白质互补的理想食物。豆类中的脂肪含量为15%~20%，其中不饱和脂肪酸占85%，还含有较多对心血管健康有益的磷脂。豆类富含钾、钙和维生素E等。另外，豆类还含有多种有益于健康的成分，如异黄酮、植物固醇、皂苷等，对预防心血管疾病、骨质疏松，改善女性绝经期症状等都有积极的作用。

豆制品是很好的肉类替代品

豆制品是很好的肉类替代品，是素食人群重要的蛋白质来源。大豆制品通常以其制作方法被分为两类：①非发酵豆制品，如豆浆、豆腐、豆腐干、豆腐丝、豆腐脑、豆腐皮、香干等。②发酵豆制品，如豆豉、豆瓣酱、腐乳等。发酵后的豆制品虽然蛋白质部分分解，但部分营养素含量在微生物的作用下会有所增加，如维生素B_{12}等。但是，通常在发酵豆制品制作过程中会加入大量盐，应控制其摄入量。

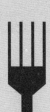

坚果好吃不过量

坚果是人们休闲、接待宾客、馈赠亲友时的常见食品,包括核桃、栗子、腰果、开心果、扁桃仁、杏仁、松子、榛子、葵花子、花生、南瓜子、西瓜子等,建议每周摄入50~70克。相当于每天带壳葵花子20~25克(约一把半),或花生15~20克,或核桃2~3个。

坚果是膳食的有益补充

坚果属于高能量食物,富含必需脂肪酸和蛋白质、矿物质、维生素E和B族维生素。适量食用坚果有助于预防心血管疾病,对健康有益。

坚果虽有益健康,但不可过量摄入。新鲜蔬菜水果、奶类和豆类及其制品,是平衡膳食的重要组成部分,坚果则是膳食的有益补充。好吃的坚果很容易在不知不觉中摄入过量,这样会增加总能量摄入,造成能量过剩,因此,坚果摄入应适量。

最好选择原味的坚果

坚果可以作为烹饪的辅料入菜,如腰果可以搭配做成西芹腰果、腰果虾仁等;可以和豆类、杂粮等一起做成五谷杂粮粥,如在粥中加入花生、南瓜子等。坚果还可以作为零食食用,在两餐之间补充坚果类食品,既可丰富食物种类,又可补充营养。

需要注意的是,坚果最好选择原味的。因为加工后的坚果通常会含有较多的盐、糖或油脂,应尽量少吃这类坚果,选购时应注意阅读食品标签和营养成分表。

秦教授贴心话

实际生活中，居民蔬果摄入不足仍是"老大难"问题，蔬菜吃得少，水果吃得更少。基于这几类食物的营养价值和健康意义，我们要创造条件增加蔬果、奶类、豆类及其制品的摄入。

蔬果中除了含有丰富的维生素、矿物质等营养外，还蕴藏着对人体健康有积极作用的多种植物化学物质。蔬果对身体健康有很多好处。经常吃蔬果的人，冠心病、脑卒中等疾病的发生风险会明显降低，对预防癌症也有一定的帮助。所以，要把蔬果作为我们每天必吃的食物，但是很多人并没有吃蔬果的习惯。不爱吃蔬菜和水果的朋友们请注意，不能因为不喜欢就不吃，为了身体的营养需要，应每天适量摄入蔬果。

一位影视表演艺术家，生活中有一个好习惯，就是每日食"三果"，即一个苹果、一根香蕉和一个西红柿。苹果能增强人的记忆力，降低胆固醇，促进肠胃蠕动，还能减肥瘦身。香蕉有清肠通便的作用，对预防冠心病、高血压等疾病有一定帮助。西红柿富含多种维生素，具有抗衰老作用，并能降低患心血管疾病的风险。这位表演艺术家曾说："我常年坚持吃三果，受益多多。"

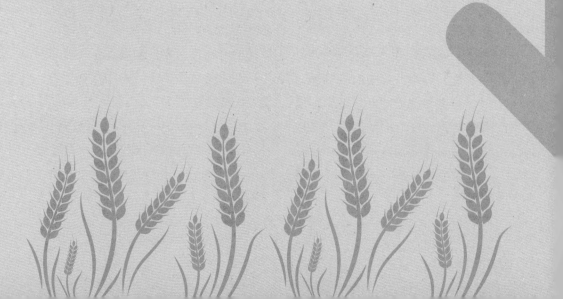

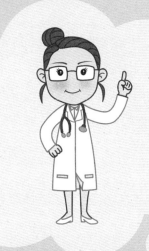

坚果属于高能量食物，适量摄入有益健康，但摄入过多容易造成能量过剩，对健康不利。给大家讲这样一个病例。一位男子在医院抽血时发现有乳糜血的情况，男子很纳闷，自己是素食主义者，怎么会有乳糜血呢？乳糜血就是泛着浮油的血，或称为"脂血"，血浆呈乳白色或混油状。医生经询问得知，男子非常爱吃瓜子，几乎每天只要有空就嗑瓜子。瓜子里虽然含有大量的不饱和脂肪酸，但这位男子过量食用导致了血脂异常。坚果虽有益健康，但也不可吃太多。

秦教授的"小黑板"

多吃蔬果、奶类、大豆

◇蔬菜、水果是平衡膳食的重要组成部分。

◇餐餐有蔬菜，保证每天摄入 300~500 克蔬菜，深色蔬菜应占 1/2。

◇天天吃水果，保证每天摄入 200~350 克新鲜水果，果汁不能代替鲜果。

◇奶类富含钙，推荐吃各种各样的奶制品，每天饮液态奶 300 毫升以上。

◇每天摄入大豆和坚果 25~35 克。大豆富含优质蛋白质，建议每天摄入豆制品，适量吃坚果。

◇全谷和杂豆每天摄入 50~150 克。

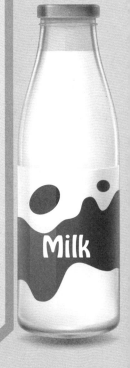

适量吃鱼、禽、蛋、瘦肉

鱼、禽、蛋、瘦肉这些属于动物性食物，摄入要适度，既不可过量，也不可缺乏，平均每天摄入 120~200 克，优先选择鱼类和禽类。鸡蛋营养丰富，每天吃一个鸡蛋，蛋白、蛋黄都要吃。

动物性食物要适量

动物性食物富含优质蛋白质、脂类、脂溶性维生素（维生素 A、维生素 D、维生素 E、维生素 K）、B 族维生素和矿物质等，是平衡膳食的重要组成部分。

动物性食物蛋白质的含量普遍较高，其氨基酸组成更符合人体需要，利用率高，但脂肪含量较多，能量高，有些含有较多的饱和脂肪酸、胆固醇，摄入过多会增加肥胖和心血管疾病的发生风险。可以优先选择鱼类和禽类，吃肉的时候，也要尽量选择瘦肉。每天一个蛋，蛋白、蛋黄都要吃。适量摄入动物性食物对我们的身体健康有利。

成年人一般建议每天摄入 120~200 克动物性食品。日常生活中，我们食用的一块猪大排、一个鸡腿的重量一般为 100~150 克，去掉骨头后的可食部分为 70~100 克。

做到适量的小窍门

把动物性食物尽量安排到每餐中，既不集中过量食用，也不清汤寡水，不见一点荤腥。建议每餐可吃到肉，每天可吃到蛋，以便更好地发挥蛋白质的互补作用。建议每天不少于三类动物性食物。

学习度量食材大小，可通过切丝、切片等方法将食材变"大"为"小"，这样既满足了口舌之欲，又能控制食量。

少做"大荤"，多做"小荤"，"小荤"里搭配大量的蔬菜，不仅可以控制肉食的摄入，还可以增加蔬菜的摄入，可谓一举两得。

外出就餐，往往会不自觉地增加动物性食物的摄入量。因此，应尽量减少在外就餐的次数；点餐时荤素搭配，清淡为主；可以用鱼和大豆制品来代替畜肉。

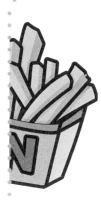

合理烹调肉类

食物在高温油炸或烧烤时，易产生具有致癌性的物质，可能会带来健康风险。所以，应少用炸、煎、烤等烹调方式，而应采用蒸、煮、炖、煨和炒的方法。如果要使用煎炸的烹调方法，可以先用淀粉上浆挂糊，可减少营养的损失。

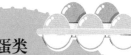

蛋类

蛋类包括鸡蛋、鸭蛋、鹅蛋、鹌鹑蛋等。蛋类营养成分比较齐全，营养价值高，但胆固醇含量也高，摄入量不宜过多。对一般人群而言，每天宜吃1个鸡蛋，对心血管健康没有太大影响。

首选

鱼类

鱼类脂肪含量相对较低，且含有较多的不饱和脂肪酸，有些鱼类富含二十碳五烯酸（EPA）和二十二碳六烯酸（DHA），对预防血脂异常和心血管疾病等有一定作用，可作为首选。

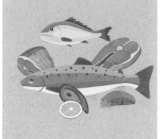

先于畜肉

禽类

禽肉通常是指鸡、鸭、鹅肉等，是人类食物中蛋白质的重要来源。禽肉的营养丰富，有蛋白质、脂肪、糖类、矿物质、维生素等，而且禽肉脂肪含量相对较低，脂肪酸组成优于畜类脂肪，易于消化，应先于畜肉选择。

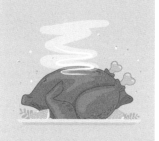

选吃瘦肉

畜类

畜肉脂肪含量较多，尤其是饱和脂肪酸含量较高，摄入过多往往会引起肥胖，并且是导致某些慢性病的危险因素，但瘦肉脂肪含量较低，铁含量丰富，利用率高，所以吃畜肉应当优选瘦肉食用。需注意不可用畜肉全部取代其他动物性食物。

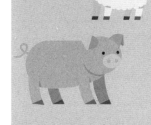

优先选择鱼类和禽类

　　餐桌上经常听到这样一些话，"四条腿的不如两条腿的，两条腿的不如没有腿的"，又或者"地上跑的不如天上飞的，天上飞的不如水里游的"，这些话很有道理。"四条腿的"泛指地上跑的畜类，例如猪、牛、羊等；"两条腿的"指有翅膀的禽类，例如鸡、鸭、鹅等；"没有腿的"泛指水里游的鱼、虾、贝类等水产品。尽管它们都是动物性食物，大多数营养素的含量不相上下，但在脂肪含量和脂肪酸的组成上差异较大，对健康的影响会有所不同，因此在选择时应有先后。

　　鱼肉的脂肪含量较低，为1%~10%；禽肉脂肪含量差别较大，为9%~20%；畜肉的脂肪含量较高，猪肉为30%左右，其次是羊肉，为15%左右，牛肉为5%左右。这里的脂肪含量是平均值，实际上，即便是同一种动物，不同食用部位脂肪的含量也是不一样的，比如里脊肉和五花肉，其脂肪含量就有所不同。脂肪含量高的食物，在同等食物重量的条件下，会提供更多的能量。

　　除了脂肪含量不同外，它们所含脂肪酸的组成比例也是不一样的。鱼类多以多不饱和脂肪酸为主，禽肉以单不饱和脂肪酸为主，畜肉以饱和脂肪酸为主。目前的研究认为，饱和脂肪酸的过多摄入会对心血管系统造成危害，而单不饱和脂肪酸和多不饱和脂肪酸对机体健康有一定的好处。当然，这种有益作用的前提是摄入的能量不过量。

　　所以，应调整肉食结构，适当多吃鱼、禽肉，减少畜肉摄入。

每天一个蛋，蛋白、蛋黄都要吃

鸡蛋是营养价值较高的食物。鸡蛋中蛋白质含量在 13% 左右，其氨基酸组成与人体所需较为接近，优于其他动物蛋白质；脂肪含量为 10%~15%，主要存在于蛋黄中。蛋黄中的维生素种类比较齐全，包括 B 族维生素、维生素 A、维生素 D、维生素 E 和维生素 K，以及微量的维生素 C 等。此外，蛋黄中还含有如钙、磷、铁、锌、硒等矿物质，并富含磷脂和胆碱。

鸡蛋的营养价值毋庸置疑，不过，有的人在吃鸡蛋时会把蛋黄弃掉，认为蛋黄中的胆固醇含量太多了。那么蛋黄真的有这么可怕吗？一天到底可以吃几个鸡蛋？

胆固醇是人体需要的重要成分。人体各组织中都含有胆固醇，它是许多生物膜的重要组成成分。胆固醇是体内合成维生素 D_3 及胆汁酸的前体。维生素 D_3 能调节钙磷代谢，胆汁酸能乳化脂类使之与消化酶混合，是脂类及脂溶性维生素消化和吸收的必需条件。

人体自身有合成胆固醇的能力，每天合成出来的量要远远大于通过膳食摄入的量。大部分的健康机体会有效地调节吃进来的和合成出来的胆固醇，使其在体内保持一个平衡的状态。但是，对于某些患有代谢性疾病的人来说，这种能力会受到一定的影响，摄入过多的胆固醇会影响血脂的代谢。血脂是血中所含脂质的总称，其中主要包括胆固醇和甘油三酯。

有许多研究证实，对于健康人来讲，每天吃一个鸡蛋，对血清胆固醇水平影响很小，而其带来的营养效益远高于其所含有胆固醇的影响，因此没有必要过多在意一个鸡蛋中的胆固醇。目前有充足的证据表明，鸡蛋摄入与健康人血脂异常无关，有心血管疾病病史者适量摄入；对健康人群而言，每天吃一个全蛋不会增加心血管病的发病率。

肥肉可以吃，但不能多吃

瘦肉是指肉眼看不到白色脂肪的肉，其脂肪含量相对较低。肥肉通常指带白色脂肪部分，这个"肥"字实际上就是指食物中的"脂肪"含量较高。

不同部位的肉，脂肪含量不一样。以猪肉为例，腿部和背部等部位的肉中脂肪含量少一些，而五花肉、臀尖肉、肘子肉等脂肪含量就高一些。

肥肉的"功"与"过"，在于所含脂肪量和脂肪酸的构成。脂肪是人体能量的重要来源，是构成人体组织的重要成分，具有重要的生理功能，但摄入量过多，也会成为影响健康的危险因素。脂肪的能量密度高，在等重的情况下，提供的能量是碳水化合物的两倍多，因此吃肥肉容易造成能量过剩而导致肥胖，进而成为导致心血管疾病和某些肿瘤发生的危险因素。肥肉脂肪中的饱和脂肪酸更是能明显影响血脂水平，引发高脂血症。有研究表明，血脂水平高，特别是血清胆固醇水平升高，是导致动脉粥样硬化的重要因素，而膳食中饱和脂肪酸则是使血清胆固醇升高的主要脂肪酸。

肥肉之美，在于取其香而隐其形。在日常的膳食中，我们不经意间就吃了"伪装"的肥肉。比如我们都喜欢吃排骨，因为它肥而不显，香嫩可口，但其中的脂肪不动声色地分布在骨棒四周，并深入肌肉纹理中，这样的肉，尽管胆固醇和能量相当高，但总让我们爱不释"口"。再比如，火锅店菜单上永远是肥牛、肥羊唱主角，奥妙在于其中的肥肉总是与瘦肉紧密交织在一起。高品质的肥牛和肥羊达到"水乳交融"、难分难解的"大理石花纹"之境界，差一点儿的也要达到"肥中有瘦，瘦中有肥"的层层叠叠的状态。

哪里的肥肉隐藏得很深呢？大概要算肉肠、饺子馅、肉圆之类的肉糜状食品了。常做饭的人都知道做丸子和饺子的肉馅必须"三肥七瘦"，否则无法产生诱人的口感。

总之，无论是以何种形式"伪装"的肥肉，都与烹调油一样，吃进去之后，若消耗不掉，就会转化成脂肪"贴"在自己的身上，将会直接增加肥胖、血脂异常、糖尿病的风险。肥肉可以吃，但不能多吃，吃畜肉时还是要首选瘦肉。

动物内脏食品，到底要不要吃

在日常生活中，诸如动物大肠、小肠、肝、肚子（胃）、腰子（肾脏）等动物内脏类食品，都被叫作"下水"或者"杂碎"。中式烹调里用到内脏的菜品并不少，像熘肝尖、爆炒腰花、炒鸡杂、爆肚等。

尽管内脏类食物的营养特点不完全相同，但总的来说，其中蛋白质、钾、铁、锌的含量都很高，但内脏食物中的脂肪、胆固醇含量也比较高。

对于健康人群，动物内脏如肝、肾、心等，可以适量吃，每月宜控制在 2~3 次，每次 25 克左右，不能过量。对于患有慢性病的人群，需要注意动物内脏中的高脂肪、高胆固醇都会对血脂产生影响，因此还是要限制这些食物的摄入。

少吃烟熏和腌制肉制品

肉制品指经过盐渍、风干、发酵、熏制及其他为增加口味或方便保存而处理过的肉类，其风味独特，是人们喜爱的食品。

烟熏和腌制虽然是我国保存食物的传统方法，但是这些加工方法不仅使用了较多的盐，同时也存在一些食品安全问题和健康隐患，过多摄入，可增加胃癌和食管癌的发病风险。这种风险和食用量密切相关，虽然目前还没有确定的结果表明吃多少才是安全的，但是世界卫生组织已有令人信服的循证研究证明，烟熏、盐浸的肉制品可能会导致结肠癌。因此，应少吃或不吃这类肉制品，以减少它们带来疾病的风险。肉类深加工制品由于用盐量高，也不宜多吃。

喝汤也要吃肉

很多人喜欢炖汤，大多数人也认为汤的营养好，一部分人认为喝完汤之后剩下的肉没有多少营养，实际上这种想法并不对。汤中除了水外，其他的营养物质都是来自煲汤的原料。但是原料中的营养物质并不能全部被溶解在汤里，只有部分的水溶性维生素、矿物质、脂肪、蛋白质溶解在汤里，其他的营养素还被留在了肉里，因此肉的营养价值比汤高得多。所以喝汤的时候，也要吃肉，才能更好地获得食物中的营养物质。

秦教授贴心话

烟熏和腌制动物性食物虽然是我国传统的保存食物的方法，但是这些加工方法不仅使用了较多的食盐，同时也存在一些食品安全隐患，长期食用对健康不利。

一位女性朋友告诉我，她公公是腌制品厂的工人，每年春节也会给家里腌制很多肉制品，如香肠、香肚等，阳台上都挂得满满的。她的丈夫每天上班都带香肠或香肚作为中午的下饭菜，而她上班的单位靠近自己妈妈家，每天中午她在妈妈家吃饭。长此以往，她的丈夫和公公不幸得了直肠癌，而她的身体却很健康。饮食习惯不同，导致了生命质量不同。

有位胡女士天天腊鱼、腊肉不离嘴，结果血压飙升，突发急性心肌梗死，幸好送医及时才捡回一命。

身边这样的例子太多，不要等到身体出现问题才重视饮食健康问题。

经常吃动物内脏可能会引起动脉堵塞、动脉硬化、动脉血栓以及心脑供血不足等疾病。

某年春节前，我在露天菜场备年货，摊主总是在不停地夸自家的猪大肠好，说了很多理由，目的是让消费者多购买，我看到人们接二连三地购买。一位微胖的大姐很热情地告诉我，她昨天买了很多，很好吃。我很友善地对她说，每次少吃一点儿为好，大姐微微点了点头。建议大家备年货时尽量不买动物内脏。因为过年，本来家里好吃的东西就很多，再吃动物内脏，会给身体增加负担。平时吃动物内脏也不能太频繁，少吃为好。

又是一年春节前，大家都忙着备年货。在同一个露天菜摊前，摊主这次是在推销他的腌肉。不少人为之所动，尤其是一对上了年纪的老夫妻，买了足足5斤多的腌猪肉，中等大小的袋子装得满满的。我当时是看在眼里，急在心里，人们对腌制肉类的危害认识还不够。

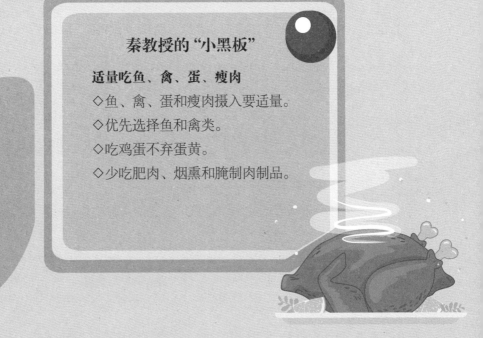

我国南方地区居民炖汤，有喝汤弃肉的习惯，这种吃法不能使食物中的营养素得到充分利用，造成食物资源的极大浪费。我的邻居就是这样做的，炖鱼汤，只喝汤不吃鱼肉。汤中除了水外，其他的营养物质都是来自煲汤的原料，汤的营养成分只有肉的1/10，大部分的营养其实还是保留在肉里，所以喝汤的时候，也要吃肉。

动物性食物，虽然含有丰富的优质蛋白质、维生素和矿物质，但过量食用都会影响健康。因为动物性食物中脂肪含量较多，能量高，有些含有较多的饱和脂肪酸和胆固醇，摄入过多，会增加肥胖和心血管疾病等的发病风险。所以对鱼、禽、蛋、猪瘦肉等，也要适量食用。

秦教授的"小黑板"

适量吃鱼、禽、蛋、瘦肉

◇鱼、禽、蛋和瘦肉摄入要适量。

◇优先选择鱼和禽类。

◇吃鸡蛋不弃蛋黄。

◇少吃肥肉、烟熏和腌制肉制品。

低盐、低油、低糖

成年人每日盐摄入量不超过 5 克，食用油摄入量 25~30 克，糖摄入量不超过 50 克，最好控制在 25 克以下。

"三低"刻不容缓

现在人们的生活水平提高了，对于食物的要求也越来越高。特别是对于食物口味的追求，已经超过了对营养的关注。为了增加口味，不可避免地会增加食盐、烹调油、糖等的使用量，给人体健康带来很大危害。

《健康中国行动（2019—2030 年）》合理膳食专项行动中，针对目前我国居民盐、油、糖摄入量过高，儿童、青少年过多饮用含糖饮料、过多食用添加糖较多食品等突出问题，提出了"减盐、减油、减糖"的具体要求：一是政府制定并实施相关标准，严格管控食品营养标签的标示；二是加强对全社会的科普宣教与指导；三是鼓励和引导食品产业的营养转型，创建和评比健康餐厅、健康食堂、营养学校，制定和实施集体供餐单位营养操作规范；四是重点指导家庭少盐、少糖、少油的饮食制作，在家庭推广使用限盐勺、限油壶等合理膳食的小工具。由此也不难看出，低盐、低油、低糖饮食刻不容缓。

口味可以养成和改变

很多人就是爱吃重口味食品，觉得"菜多放点油好吃""盐少菜没味道"等，嗜油、嗜盐、嗜糖的不良饮食习惯，影响着人们的身体健康。如果长期高盐、高油、高糖地吃下去，易出现"三高一胖"现象，即高血脂、高血压、高血糖、肥胖。因此，重口味饮食带来的危害不容小觑。

人的口味是逐渐养成的，也是可以改变的。我们要通过不断强化健康观念，从小培养清淡饮食的习惯，成年人也要逐步将口味由"重"变"淡"。改变烹饪方式，使用计量器具，如定量盐勺、限盐罐和带刻度油壶等，以减少食盐、油等的用量……这些都是培养清淡口味的可行方法。

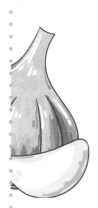

选择健康的调味料

相比人工调味剂，我们可以选择相对健康的植物调味料：

1.蔬菜佐料，如姜、蒜、葱、洋葱、香菜、西芹、青椒等。

2.香辛料，如百里香、八角、桂皮、桂枝等。

3.中药粉，如甘草粉、陈皮粉等。

4.植物叶，如紫苏叶、薄荷叶、罗勒叶等。

美味与健康兼备

对于天性喜爱美食的国人来说，吃少油、少盐的水煮菜，一次两次还好，日日如此，人生岂不是少了许多乐趣。因此，可以选择相对健康的植物调味料，做到美味与健康兼备。

< 5克

盐

盐是食物烹饪或加工的主要调味品，也是人体所需的钠的主要来源。目前我国多数居民的盐摄入量过高，摄入过多盐可引起血压升高等问题，因此要减少盐的摄入量，少吃高盐食品。

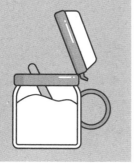

25~30克

油

烹调油包括植物油和动物油，是人体必需脂肪酸和维生素E的主要来源，有助于食物中脂溶性维生素的吸收利用。目前我国存在着居民烹调油摄入量过多，脂肪提供的能量比例过大的情况。过多脂肪摄入会增加慢性病的患病风险，为了预防这些慢性病的发生，要减少烹调油用量。

< 25克

糖

添加糖是纯能量食物，不含其他营养成分，主要来源于加工食品，过多摄入可增加龋齿、超重、肥胖发生的风险。烹调菜肴时最好不放或少放糖，享受菜肴的原汁原味。对于儿童、青少年来说，含糖饮料是添加糖的主要来源之一，建议不喝或少喝含糖饮料。

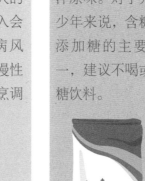

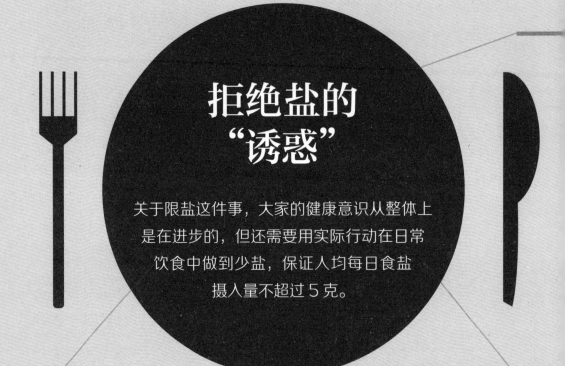

拒绝盐的"诱惑"

关于限盐这件事，大家的健康意识从整体上是在进步的，但还需要用实际行动在日常饮食中做到少盐，保证人均每日食盐摄入量不超过 5 克。

盐与健康

钠是人体必需的营养素，可以维护人体水、电解质平衡和神经系统功能。盐是钠的主要来源，每克盐中含钠约 400 毫克。大多数菜肴以咸作为基础味，是食盐让我们享受到了美味佳肴。但是高血压流行病学调查证实，人群的血压水平和高血压的患病率均与食盐的摄入量密切相关。钠摄入量过多会升高血压，而降低钠摄入量，可以有效地降低高血压患者的血压。高盐饮食还会改变血压昼高夜低的变化规律，变成"昼高夜也高"，使得发生心脑血管意外的危险性大大增加。所以，不能因为盐让我们享受到美味佳肴，就忽略了盐带来的危害。

健康成年人每天盐的摄入量（包括酱油和其他食物中的含盐量）应不超过 5 克。50 岁以上的人、有家族性高血压的人、超重和肥胖者，其血压对食盐摄入量的变化更为敏感，务必要加以重视。针对盐摄入量超标，平时注意吃些含钾丰富的食物，如海带、紫菜、马铃薯、香蕉、橙子、橘子、木耳、山药等，以减轻钠过量的危害性。不少朋友炒菜时有早放盐的习惯，这样会使蔬菜中的汁液流出过多，不仅造成营养素损失，而且还会让菜肴塌蔫，影响口感。

减盐的小窍门

减盐,首先要自觉纠正因口味过重而过量添加盐、酱油的不良习惯,对每天食盐摄入采取总量控制,用量具量出每餐所需食盐,每餐按量放入菜肴。烹制菜肴时加入的其他调味料会掩盖咸味,所以不能仅凭品尝咸淡来判断盐是否摄入过量,使用量具更准确。

喜欢咸味食物者,可在烹制菜肴时放少许醋,提高菜肴的鲜香味,帮助自己适应少盐食物。减少酱菜、腌制食品、零食以及其他过咸食品的摄入量。

另外,还需要注意“看不见”的盐,一般 5 毫升酱油中含 1 克盐,10 克蛋黄酱中含 1.5 克盐。如果菜肴需要用酱油和酱类,应按比例减少盐的用量。

食物中“看不见”的盐

有很多盐不一定是白色的,它们隐藏在调味品和加工食品中,我们稍不注意就多吃了盐。调味品如味精、鸡精、酱油、腐乳、辣椒酱、黄豆酱、甜面酱、调料包、汤料包等,都是高盐、高钠的;普通食品如腊肉、奶酪、挂面、火腿、虾皮、榨菜等都含有盐;零食如话梅、薯片、椒盐花生等也含有盐。所以,在计算每天盐的摄入量时,千万不要忽略了这些“看不见”的盐。

学会看食品标签上的钠含量

　　加工食品中的含盐量会随着工艺的变化而变化，随着居民对健康的关注度增加，厂家也会注意减少用盐量。我国颁布的《预包装食品营养标签通则》（GB 28050—2011）中规定，在食品标签的营养成分表上强制标示钠含量。所以，在购买加工食品时，只要找到它的"营养成分表"，你就可以知道这份食品中的钠含量了。一般而言，超过钠30%NRV[①]的食品需要注意少购少吃。

某品牌馒头的营养成分表

项目	每100g	NRV%
能量	965kJ	11%
蛋白质	6.2g	10%
脂肪	0.6g	22%
碳水化合物	48.8g	16%
钠	77mg	4%

该食品每100g的钠含量占每日推荐量的百分比的4%，可以适量吃。

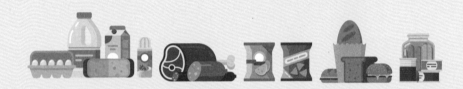

①NRV 是营养素参考值（Nutrient Reference Values）的英文缩写。营养标签中营养成分标示应当以每100克（毫升）或每份食品中的含量数值标示，并同时标示所含营养成分占每日推荐的营养素参考值（NRV）的百分比。

某品牌紫菜的营养成分表

项目	每 100g	NRV%
能量	1 244kJ	15%
蛋白质	26.7g	42%
脂肪	1.1g	2%
碳水化合物	44.1g	15%
钠	711mg	36%

该食品每 100g 的钠含量占每日推荐量的百分比的 36%，注意少购少吃。

某品牌笋丝雪菜的营养成分表

项目	每 100g	NRV%
能量	120kJ	1%
蛋白质	2.7g	5%
脂肪	0g	0%
碳水化合物	4.0g	1%
钠	1 940mg	97%

该食品每 100g 的钠含量占每日推荐量的百分比的 97%，注意少购少吃。

某品牌卤汁小白干的营养成分表

项目	每 100g	NRV%
能量	900kJ	11%
蛋白质	19.2g	32%
脂肪	10.0g	17%
碳水化合物	9.0g	3%
钠	980mg	49%

该食品每 100g 的钠含量占每日推荐量的百分比的 49%，注意少购少吃。

美味
不需油多

烹调油包括动物油和植物油，主要成分是脂肪，人均每日食用油摄入量在 25~30 克较为适宜。

烹调油与健康

烹调油包括动物油和植物油，常见的动物油如猪油、牛油、羊油、黄油、鱼油等；常见的植物油如大豆油、花生油、葵花子油、菜籽油、芝麻油、玉米油、橄榄油等。

烹调油的主要成分是脂肪，脂肪可以提供能量，是细胞的重要组成成分，还能促进脂溶性维生素的吸收。但是，烹调油也是一种高能量的食物。如果摄入的能量没有消耗掉，会积累下来变成脂肪储存在体内，长此以往，就可能导致超重甚至肥胖。肥胖是影响血脂异常、高血压、糖尿病、动脉粥样硬化、冠心病、脑卒中等慢性病发病的危险因素，为了预防这些慢性病的发生，应该适当少吃油。

科学用油

煎、炸等烹饪方式很容易做出增进食欲的菜肴，但是这些烹调方式增加了食品的含油量，特别是反复高温油炸，会产生多种有害物质，对人体健康造成不良影响。

建议多采用蒸、煮、焯、炖等烹饪方式，可以适当吃凉拌菜。用天然的植物调味料调节菜肴的口味，同样可以做出有滋有味的美食。

科学用油包括少用油和巧用油，即控制烹调油的食用总量，并且搭配多种植物油，尽量少食用动物油、人造黄油或起酥油等。不同品种食用油的脂肪酸构成不同，营养特点也不同，所以应交替使用。总之，建议食用多种植物油，减少动物油的用量。

警惕食品中的反式脂肪酸

常用植物油的脂肪均属于顺式脂肪酸，部分氢化的植物油可产生反式脂肪酸。在植物油精炼以及植物油反复油炸的过程中，也可能形成一些反式脂肪酸，所以我们要少吃油条、油饼、炸鸡等油炸食品。

研究表明，反式脂肪酸摄入量过多时，可升高低密度脂蛋白胆固醇，降低高密度脂蛋白胆固醇，增加患动脉粥样硬化和冠心病的风险。反式脂肪酸还会干扰必需脂肪酸代谢，对儿童的生长发育及神经系统健康产生不利影响。

我国居民膳食中的反式脂肪酸主要来自加工食品，如使用人造黄油的蛋糕、含植脂末的奶茶等。少吃富含饱和脂肪酸和反式脂肪酸的食品，例如油饼、油条、饼干、蛋糕、糕点、奶茶、加工肉制品以及薯条和薯片等。

怎样知道食品中是否含氢化油脂

根据食品安全国家标准《预包装食品标签通则》（GB 28050—2011），我们从超市买来的已经包装好了的食品标签上，必须要写明它的配料。所以如果配料表里出现了"氢化植物油""植物奶油""植物黄油""人造奶油""植脂末""起酥油"等词语，这个时候就要注意了，这些其实都是氢化植物油相关的产品，但是氢化植物油不等于反式脂肪酸。食品中到底有没有反式脂肪酸，我们还要进一步看其营养成分表。《预包装食品营养标签通则》（GB 28050—2011）中规定，食品配料中使用了氢化植物油的，那么其营养成分表中应标注反式脂肪酸的含量。如果反式脂肪酸的含量低于0.3克/100克或0.3克/100毫升的，可以标注"无"或"不含反式脂肪酸"。

远离反式脂肪酸的方法

①多选用天然食品。②学会看食品标签，少买或少吃含有氢化植物油、起酥油、植脂末、人造奶油的预包装食品。③少用煎、炸等烹饪方式。

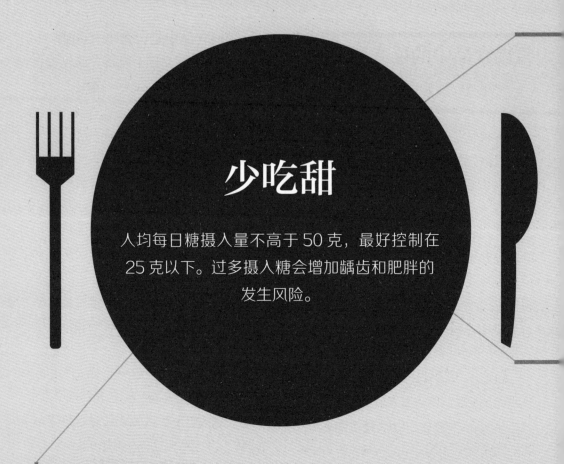

少吃甜

人均每日糖摄入量不高于 50 克，最好控制在 25 克以下。过多摄入糖会增加龋齿和肥胖的发生风险。

甜蜜的陷阱

人们对甜味的喜好似乎是与生俱来的，很少人会拒绝甜味带来的美味享受。甜，通常是食物中的糖带给我们的味觉体验，除了食物中本身存在的碳水化合物，也就是我们通常所说的糖类之外，在食品加工和烹调过程中，人们还会额外加入糖以增加食物的口感。在生产和制备过程中被添加到食物中的糖及糖浆被称为"添加糖"，包括白砂糖、绵白糖、红糖、玉米糖浆等，它们的主要成分是蔗糖、葡萄糖和果糖。

大量科学研究表明，过多吃添加糖的食物不利于健康，例如容易患龋齿，牙齿容易过早脱落等。霉菌喜欢甜的环境，如果经常吃糖，就会导致霉菌在糖原高的环境里生长繁殖，对于女性来说，易引发霉菌性阴道炎。另外，吃太多的添加糖，会增加慢性病的发生风险，包括肥胖、2型糖尿病、血脂异常、高血压等。

少吃甜味食品

添加糖的一个主要来源是甜食，如糕点、甜点、冷饮等，减少此类食品的摄入是控制添加糖的一个关键点。有些地区的家庭烹饪时也会使用较多的糖作为调味料加入菜肴中。添加糖不仅增加了糖的摄入，还掩盖了盐的味道，无意中还增加了盐的摄入。此外，一些人喝咖啡时加很多糖；在南方一些地区，喝茶也会加糖。这些方式摄入的糖，都应计算在每天的能量摄入中，需要引起注意。

添加糖提供的能量比例太大，对健康不利，为了家人和自己的健康，要尽力培养清淡的饮食习惯。

不喝或少喝含糖饮料

含糖饮料指糖含量在5%以上的饮品，多数饮品含糖量在8%~11%，有的高达13%以上。有调查表明，某些现制现售的奶茶含糖量在15%~25%。一般情况下，含糖饮料并不是生命必需的食品，多饮容易使口味变重，还可导致龋齿、2型糖尿病、血脂异常、超重及肥胖等。

含糖饮料中的糖会被迅速吸收，过量饮用可使2型糖尿病的发生风险增加，对血压、血脂也有一定影响。由于含糖饮料能量高，饱腹感差，经常过量饮用会增加肥胖的风险。

饮用含糖饮料后，口腔里的细菌可使糖和食物残渣发酵，参与形成牙菌斑；碳酸饮料还有一定酸度，长期饮用会酸蚀牙齿，增加患龋齿的风险，影响口腔健康。

一瓶含糖量约10%的500毫升饮料，全部喝完就相当于吃下50克糖，这就是为什么不建议无节制地喝含糖饮料的原因。控制添加糖的摄入量，每天摄入不超过50克，最好控制在25克以下，小孩子更要少喝为好。儿童处于生长发育的关键时期，均衡的营养是儿童智力和体格正常发育乃至一生健康的基础。近年来，我国儿童饮用含糖饮料越来越普遍，而且含糖饮料的摄入量显著增加。儿童缺乏自制力，又对含糖饮料特别喜欢，很容易过量饮用，家长对此要重视起来。

许多人喜欢喝含糖饮料，其中一个原因是白开水没有味道，而饮料的甜味或其他味道能够刺激口腔味觉，增加愉悦感。日常我们应不喝或少喝含糖饮料，也可用饮茶等方式替代。

秦教授贴心话

实现清淡饮食阻力大。某天，参加夏令营回来的小学生朋友告诉我，他在营区食堂吃的鸡腿太咸，但弃之可惜，不得不吃完。无独有偶，某天我在某高校食堂吃午饭，也是菜太咸，同样是弃之可惜，只好吃完。外面饭馆做的食物常常油多、盐多、糖多及各种添加剂多，这是餐馆食物好吃的秘诀。即使是全素餐馆，也会为了让素食产生肉类"大菜"的色泽、美味和形态而过度烹调，反而不利于健康。很多人午餐存在的问题之一是长期摄入高油、高盐食物，导致患上慢性病的概率增加。上班族难免经常在外吃午餐，还是要注意选择相对清淡的菜品。

一位癌症患者曾说："原本我特别爱吃油炸食品，每天早上吃一根油条对我来说是最大的享受。但是现在，我已杜绝任何油炸食物，也几乎不去餐馆吃饭。我在家里采用的烹调方式主要是煮、蒸、焯以及用少量的油炒。"改正不良饮食习惯，从点点滴滴做起，不要等"痛"来临才懂得珍惜生命。

家庭生活微环境增加了家人共患慢性病的风险，家里的"掌勺人"买菜做饭往往依照自己的口味，要警惕从一个人"重口味"变成全家人"重口味"。我有一位朋友，他炒菜时总是直接拎着油桶向锅内倒油，日子一长，发现全家人都胖了不少。追查原因，原来是油放多了导致的，于是改用小瓶分装油，一段时间后，果真有效果，家人也渐渐瘦下来了。

清淡饮食不仅要减油，还要减盐。减盐首先要自觉纠正因口味过重而过量添加食盐和酱油的不良习惯，对每天食盐的摄入采取总量控制，每餐按量放入菜肴。烹制菜肴时加糖会掩盖咸味，所以不能仅凭品尝来判断食盐是否过量，使用量具更准确。控制成人每天食盐不超过5克。

每个人都有自己的饮食习惯，而饮食习惯概括了一个人的食物喜好、口味特点与饮食风格。一个人的饮食习惯大约在5~6岁时就已自然形成。所以养成清淡饮食习惯对于原先"口味重"的朋友来讲，需要一段适应过程。

有个家族兄弟姐妹八人，都已迈入老年。除排行老大的大姐外，其他七人都患有高血压疾病。平时，除大姐外，其他七人都是"重口味"，都有一个共同点：宁可菜吃得少，也要求菜吃得咸。大姐平时注重保健，吃清淡的食物，一直血压不高，而其他兄弟姐妹七人，已养成"重口味"的习惯，且都已经患上高血压。由此可见，清淡的饮食习惯更有利于健康。

从医学角度来讲，盐中含钠，钠摄入量过多，会增加心脏和肾脏的负荷，并且使血管受到更大的压力，逐渐变硬，长此以往，就会导致高血压、心脏病和中风。

在一次旅游中，要在旅游景点用餐，司机从店家拿来满满一小碟咸菜搭配米饭食用，吃得津津有味。司机说，他就是要吃到这种味才能下饭。司机又补充说，吃得太咸，容易患高血压。司机明明知道摄入过多的盐，会导致高血压，但又不停地吃着咸菜，其实就是习惯了吃咸。因此，要清淡饮食，就要改掉"重口味"的饮食习惯，不要等到疾病来临，才"被迫"开始健康的饮食方式。

一位歌唱家，90 岁高龄依然精神饱满、身体健康。她诙谐幽默，精神矍铄，受人尊敬。而她的独特养生之道之一就是饮食清淡。从营养学角度看，清淡饮食能体现食物的真味，还能保存食物的营养成分。一位影视表演艺术家说，在饮食上要做减法，从吃得太多太好，回归至"两菜、三菜一汤"的简朴，少油、少盐，尽可能清淡一些。

秦教授的"小黑板"

低盐、低油、低糖

◇培养清淡饮食习惯，少吃高盐和油炸食品。成人每天盐摄入量不超过 5 克，烹调油摄入量 25~30 克。

◇控制添加糖的摄入量，每天摄入不超过 50 克，当然，最好控制在 25 克以下。不喝或少喝含糖饮料。

◇每日反式脂肪酸摄入量不超过 2 克。

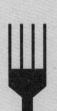

饮食原则

"民以食为天"。日常生活中，一日三餐，规律进餐是健康生活方式的组成部分，是平衡膳食的具体饮食生活实践。遵循正确的饮食原则，保持良好的饮食习惯，对于我们来说特别重要，是为自己的身体健康负责。

吃新鲜的食物，不食用野生动物

美味的秘密在于食材新鲜。当地、当季或储藏期短的食物，一般都较新鲜。新鲜食物水分多，营养也充足。若食物储存时间过长，就会由于自身内部的化学反应以及微生物的生长繁殖而发生变化。例如，某些细菌、霉菌大量生长繁殖会产生毒素；食物中的油脂氧化发生酸败；某些食物成分分解产生有害成分；新鲜蔬菜存放在潮湿和温度过高的地方会产生亚硝酸盐等。

另外，为了生态平衡和生命健康安全，应拒绝食用"野味"。

吃卫生的食物

卫生的食物就是指食物干净、无污染、无可见腐烂、包装无破损。如果食物被细菌、寄生虫、病毒、化学物质等污染，食用后就会导致食源性疾病。食源性疾病常见的症状是腹痛、呕吐和腹泻，如果有相关症状，要及时就医。另外，准备食物的时候，一定要生熟分开，一般砧板和菜刀要准备两份，防止交叉污染。

食材的生物学科属越远越好

科属相同的食材往往含有相似成分，所以一天中所吃的食物种类之间的近缘关系越远越好（食材原植物所属科见附录）。一天中尽量多吃不同种类的食物，这样我们吸收的营养才会更广泛，更有利于身体的健康。例如，某家庭晚餐原计划的素菜为荠菜炒豆腐皮、凉拌菠菜和炒白萝卜丝，荤菜是胡萝卜烩肉圆和清蒸小黄鱼，"掌勺人"突然意识到荠菜和白萝卜同属十字花科，家中正好有土豆，后来将炒白萝卜丝改为炒土豆丝。将晚餐素菜更改为荠菜炒豆腐皮、凉拌菠菜、炒土豆丝，三种蔬菜分别属于三个科，即十字花科、藜科、茄科。这样的营养搭配更科学一些。

谨防食物中毒

毒蕈： 毒蕈又称"毒蘑菇"，是指食后可引起中毒的蕈类。在我国目前已鉴定的蕈类中，可食用蕈近300种，有毒蕈类约有100种，可致人死亡的至少有10种。

有毒贝类： 织纹螺等贝类，因可以富集海水中某些藻类的毒素而具有毒性，尤其是在海藻大量繁殖期及赤潮发生时，应禁止采集、出售和食用贝类。

鲜黄花菜： 含有秋水仙碱，经肠道吸收后转变成有毒的二秋水仙碱，食用会引起中毒。秋水仙碱溶解于水。所以食用时用水浸泡或用开水浸烫后弃水炒煮食用。

河豚： 河豚的内脏含有一种神经性毒素，摄入后可致人死亡。

含氰苷的食物： 如木薯的块根、苦杏仁、苦桃仁等，氰苷的含量比较高。

未成熟或已发芽的马铃薯： 其内含有毒成分龙葵素。预防中毒的措施是避免食用未成熟及发芽的马铃薯。

未做熟的四季豆： 烹调时，外观失去原有的生绿色，成为暗绿色就可以破坏其中含有的皂苷和血细胞凝集素。

细嚼慢咽

细嚼慢咽也是一种"长寿药"，准确地说，一口饭要嚼 30 次左右，一顿饭至少吃半小时。吃饭时多嚼几次，不要囫囵吞枣。狼吞虎咽地进食不仅忽略了食物的味道，同时也影响脾胃功能的消化吸收。吃得慌，咽得慌，伤了脾胃，害了肠。吃坏了身体，得不偿失。

有调查证明，吃饭老是"囫囵吞枣"的人，患胃癌的概率相对更高。细嚼慢咽，可以减轻食物给消化道带来的负担，降低患胃肠道癌症的风险。

细嚼慢咽不仅有助于食物消化和营养吸收，减轻肠胃的工作负担，而且更容易吃饱，减少食物的过量摄入，起到控制食量、稳定血糖的目的。

心脏病患者吃饭一定要细嚼慢咽。吃饭时，人的心跳会加快 8%～10%，对有基础心脏病的人来说，可能会引起心慌。

掌握"火候"保营养

烹调赋予食物美味，也让食物更好地消化和利用。烹调食物温度达到 70℃或以上时，有助于消灭多数致病性微生物。在对食物卫生状况没有确切把握的情况下，彻底煮熟食物是保证饮食安全的一个有效手段，尤其对于畜、禽、蛋和水产品等微生物污染程度较高的食品。

分餐不仅仅是口号

中华饮食文化源远流长，分餐制也是中华民族良好的饮食传统。无论是学校还是家庭，都应提倡按科学的饮食原则进行合理分餐，每人一份，搭配合理，荤素均衡，更易于控制进食量。若长期坚持，不仅能够培养人们健康饮食的习惯，还可以减少食物浪费和疾病传播，一举多得。做可持续食物系统发展的践行者。

分餐制的优点：①避免共同用餐时个人使用的筷子、勺子接触公众食物，减少经口、唾液传播一些传染性疾病的可能。唾液可传播甲肝、流感、肠道病毒、幽门螺杆菌等。②定量取餐、按需进食，特别是对于儿童学习认识食物、熟悉量化食物有帮助，也有利于良好饮食习惯的养成。③节约粮食，减少浪费。聚餐或在外就餐时往往会过量购买和过量备餐，而分餐可以按量取舍，在外就餐时个人剩余饭菜也可打包带走。

我们要重视公共卫生和个人卫生，推广健康文明的生活方式。坚持公筷公勺、分餐或份餐等卫生措施，避免食源性疾病的发生和传播，对保障公共健康具有重要意义。

选择简单的烹饪方法

在能量过剩、富贵病盛行的今天，应提倡少食油煎、油炸的食品，多采用蒸、煮、焯的烹饪方式。适当蒸煮可促进蛋白质变性、纤维软化，不仅有利于改善菜品口感，还可以较好地保留营养素。尽量避免高盐、高脂、高糖饮食，努力养成清淡饮食的习惯。

"掌勺人"要防油烟

"掌勺人"为家人精心烹制美味佳肴时，要注意潜藏在厨房里的"杀手"，防止它们对健康"暗下毒手"。厨房中的油烟会影响人的心、肺及神经系统，易引发呼吸道感染、慢性阻塞性肺疾病、心血管疾病和肺癌等。炒菜时，除了使用抽油烟机外，也需要开窗通风，以便让厨房内空气流通。饭菜烹调好后，应让抽油烟机继续运转3~5分钟，确保有害气体完全排出。另外，烹饪菜肴时根据食材的特点，尽量选择一些简单的烹调方法，如拌、蒸、煮、炖等，这样既吃得健康，又可减少油烟污染。

如何挑选肉、鱼虾、蛋、奶、豆制品类

选购食物时，如何辨别食物是否新鲜呢？我们的感官，也就是眼、鼻、手等就可以帮助你。通过用眼看、鼻子嗅、手触摸等方式，能够对食物的色泽、气味和外观形态进行综合性的鉴别和评价。

畜禽肉类

新鲜的畜肉，肌肉有光泽、颜色均匀、脂肪色白（牛、羊肉或为淡黄色），外表微干或微湿润、不黏手，指压后的凹陷能立即恢复，具有正常气味。有筋腱的肉，筋腱富有弹性、坚韧。不新鲜的畜肉，肌肉无光泽、脂肪灰绿色，外表极度干燥或黏手，指压后的凹陷不能复原，留有明显痕迹，可能有臭味。

新鲜禽肉表皮和肌肉切面光华自然，表面不黏手，气味正常，肌肉结实有弹性。不新鲜禽类眼球干缩、凹陷，角膜混浊污秽，口腔上带有黏液，体表无光泽，皮肤表面湿润或发黏，手指按压肌肉有明显指痕，肉质松散，呈暗红色、淡绿色或灰色。

鱼虾类

新鲜的鱼，鱼鳞紧贴无损，体表有光泽，眼球饱满突出，角膜透明清亮，鳃丝清晰呈鲜红色，黏液透明，肌肉坚实有弹性，手指按压后凹陷立即消失，腹部正常，肛孔白色、凹陷。不新鲜的鱼，体表颜色变黄或变红，眼球平坦或稍陷，角膜浑浊，鳃无血色、鳃丝粘连，肌肉松弛、弹性差，腹部膨胀，肛孔稍突出，更有甚者发出异臭气味。

新鲜的虾，色泽清白、鲜亮，体稍弯曲，头尾不脱落。不新鲜的虾，头尾易脱落。

蛋类

　　新鲜的蛋，蛋壳上附有一层霜状、粉状物，蛋壳颜色鲜明，气孔明显，手摸发涩，手感发沉，灯光透视可见蛋呈微红色。不新鲜的蛋，蛋壳呈灰乌色或有斑点、裂纹，手感轻飘，灯光透视时不透光或有灰褐色阴影，打开常见到黏壳，或者散黄情况。

　　将鸡蛋放入冷水中，下沉的是鲜蛋，上浮的是不新鲜的蛋。另外，在室温下的一天，相当于一个鸡蛋在冰箱一周内的时间，所以尽量将鸡蛋冷藏保存，最好在20天内食用。冬季可自然保存，尽量15天内食用。

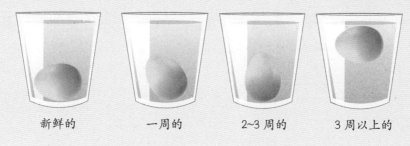

新鲜的　　　　一周的　　　　2~3周的　　　　3周以上的

奶类

　　新鲜的奶为乳白色或稍带微黄色，呈均匀的流体，无沉淀、凝块和机械杂质，无黏稠、浓厚现象，具有特有的乳香味，无异味。

　　不新鲜的奶从表面看为浅粉红色或显著的黄绿色，或是色泽灰暗，呈稠而不匀的溶液状，有致密凝块或絮状物，有明显的异味。如果加热则变成豆腐渣样。酸奶、奶酪比较耐储藏，但酸奶和奶酪其实始终处于发酵过程中，尽管这种变化很慢，但时间太长了也会变酸、变质。所以，酸奶和奶酪需要用冰箱来储存。

豆制品类

　　新鲜的豆腐呈均匀的乳白色或淡黄色，稍有光泽，具有豆腐特有的清香，块形完整，软硬适度，有一定的弹性，质地细嫩，无杂质。不新鲜的豆腐呈深灰色、深黄色或者红褐色，有馊味等不良气味，块形不完整，组织结构粗糙而松散，触之易碎，无弹性，有杂质。

　　新鲜的香干，质韧而柔，呈棕红色，外表微干，质地光滑。不新鲜的香干，用手摸有黏手的感觉，这就是变质的征兆。

冰箱不是"保险箱"

　　食物储存的主要目的是保持新鲜，避免污染。对于不同的食物应有相应的储藏方式。

　　粮食、干果类储存原则：低温、避光、通风、干燥。例如，袋装米面可在取用后将袋口扎紧，存放在阴凉干燥处。采取这样的措施是为了防尘、防蝇、防虫及防止霉变。

　　肉类、水产品、水果、蔬菜、奶制品及豆制品储存原则：根据食物特性和标明的储存条件存放，并在一定期限内吃完，避免食物不新鲜或变质。例如，肉类可以切成小块分别装袋后放入冰箱冷冻室，食用时取出一袋即可。

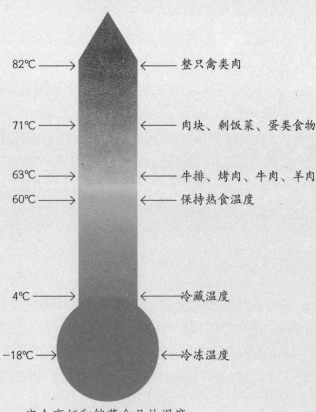

82℃ →	← 整只禽类肉
71℃ →	← 肉块、剩饭菜、蛋类食物
63℃ →	← 牛排、烤肉、牛肉、羊肉
60℃ →	← 保持热食温度
4℃ →	← 冷藏温度
−18℃ →	← 冷冻温度

安全烹饪和储藏食品的温度

一般低温储存分为冷藏和冷冻。常用冰箱的冷藏温度是4~8℃，冷冻温度为-23~-12℃。4~60℃是食物容易发生变质的危险温度范围，应尽可能地减少食物在此温度范围的储存时间。

冷藏或冷冻食物只可以减慢细菌生长速度，但部分微生物仍能生长。因此，并非将食物放入冰箱内便是一劳永逸了。

冰箱储存食物的注意点：

· 不要将冰箱塞太满，冷空气需要足够的循环空间来保证制冷效果。

· 生熟食物别混放，熟食在上，生食在下。

· 剩饭菜在冰箱中存放后尽快吃完，不宜重复加热。

· 定期检查冰箱，发现食物有变质腐败迹象要立即清除。

· 定期清洗冰箱，擦洗冰箱内壁及各个角落。

· 无论是冰箱、砧板，生熟食物都要区分开。

冰箱不是"保险箱"。低温只能延缓细菌的生长，却不能杀死细菌。不能太盲目依赖冰箱，而且食物储存时间长了就不新鲜了，所以选购要适量。

家庭用餐后，如果不可避免地剩下了饭和菜，扔掉也浪费，可以这样处理：

1. 烹饪过的叶类蔬菜能量低，应一次吃光，熟的叶菜不宜储存。

2. 其他剩余饭菜，应冷藏保存，储存时间不宜过长。

3. 剩菜剩饭应加热食用，以热透为准。但有些食物也可以加入其他食材烹调成新的菜肴，以提高口感。①米饭：可以做成稀饭，或与新鲜蔬菜一起做粥或炒饭。②瓜果、根茎类蔬菜：可以加入肉类再次做成新菜肴。③肉类：可以把大块肉变成小块肉或者肉丝，加入新鲜蔬菜再次入锅成为新菜。例如，剩下的肉可以切成肉丝与芹菜或韭菜一起做成芹菜炒肉丝、韭菜炒肉丝等，成为荤素搭配的一道美食。

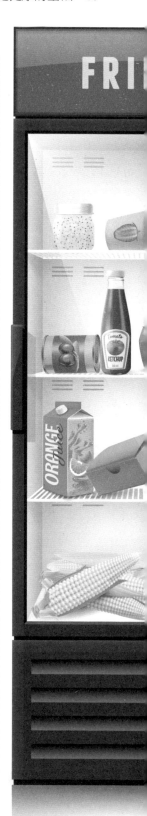

购买食品先读懂食品标签

在食品外包装上的食品标签，通常标注了食品生产日期、保质期、配料等，可以告诉消费者产品特点、营养成分等信息。购买食物时要看一看食物标签，特别要注意以下几方面的信息。

日期信息和储存条件： 包装食品上的日期信息包括生产日期和保质期。购买时尽量选择生产日期较近的，不购买超过保质期的食品。在保质期内的产品，还要看食物是否在标示的储存条件下存放，如果标签要求冷藏，卖家却放在常温下，这种食品则不能购买。

配料表： 按照"食物用料量递减"的标示原则，食品配料表按序标示了食品的原料、辅料、食品添加剂等信息。购买选择时应予以关注，例如氢化植物油、植物奶油、植物黄油、人造黄油、蔗糖、果糖、盐等。

营养标签： 标签上的"营养成分表"显示该食物所含的能量、蛋白质、脂肪、碳水化合物、钠等食物营养基本信息，有助于了解食品的营养组成和特征。养成购买食品看标签的习惯，让营养标签成为科学选择食品的好帮手。

营养声称 ⟶ **xx 牌高钙饼干营养成分表**

项目	每100 克含量	NRV%
能量	2 030KJ	24%
蛋白质	6.8g	11%
脂肪	20.2g	34%
－饱和脂肪	14.0g	70%
碳水化合物	67.5g	23%
－糖	20.3g	——
钠	192mg	10%
钙	250mg	31%

营养成分功能声称： 钙是骨骼和牙齿的主要成分，还可以维持人体骨密度。

钙含量达到 30％ NRV，即符合"高"钙含量营养声称条件。

根据《预包装食品营养标签通则》（GB 28050—2011）规定，能量、蛋白质、脂肪、碳水化合物和钠是营养成分表中强制标示的内容。如果预包装食品的配料中含有或生产过程中使用了氢化和（或）部分氢化油脂时，在营养成分表中还应标示出反式脂肪酸的含量。

当今市场上精细加工的食品越来越多。你会发现，这些食品的色泽越来越鲜亮，味道越来越鲜美，这其中少不了添加剂的功劳。如今，食品加工过程中可以合法使用的添加剂种类数以百计，此外，还有一些不良商家使用非法的添加剂。添加剂的滥用增加了有害成分，还不可避免地损害了食品中有益的成分。所以购买食品时，要学会看营养标签，了解食品中油、盐、糖的含量和食品添加剂的种类，做到心里有数。

·不能忽视的食物过敏

部分人群会对某类食物或食物中某些成分发生过敏反应，通常会累及呼吸道、皮肤和消化道，称为"食物过敏"。虽然食物过敏只存在于小部分人群中，但它对这类人群可能造成较大的危害，因此也作为食品安全的一个重要方面。我国食品安全国家标准《预包装食品标签通则》（GB 7718—2011）中，列出了常见的八类过敏原，包括：含有麸质的谷物及其制品（如小麦、黑麦、大麦等），甲壳纲类动物及其制品（如虾、蟹等），鱼类及其制品，蛋类及其制品，花生及其制品，豆类及其制品（如大豆、豌豆、蚕豆等），乳类及乳制品（如牛奶、山羊奶等），坚果及其果仁类制品（如杏仁、胡桃、榛子和腰果等）。

有家族过敏史或者既往有过敏经历的人群，购买食物时，应注意避免摄入相应食物。预包装食品配料表或者标签上的过敏原信息标示很重要，如配料表中标示的牛奶、鸡蛋粉、大豆等；在邻近配料表的位置，所标示的如"含有……""可能含有……""此生产线也加工含有……的食品"等信息。既往有过敏史的消费者购买预包装食品时，应注意以上有关信息。

科学吃好一日三餐

一日三餐应做到能量上的科学分配，早餐提供的能量应占全天总能量的25%~30%、午餐应占30%~40%、晚餐应占30%~35%。吃植物性的食物多一些，一定要占70%~80%；吃动物性的食物少一点儿，占20%~30%。

建立规律的三餐进食习惯，有助于维持稳定的消化频率。稳定的消化频率是促进肠道蠕动的关键。一般情况下，早餐在6:30~8:30进食，午餐在11:30~13:30进食，晚餐在18:00~20:00进食为宜。两餐时间间隔以4~6小时为宜。

三餐巧妙搭配，避免单一

巧妙搭配和合理烹调不仅可以增加食物品种数量，也可以提高食物的营养价值和改善食物的口味、口感。

1.有粗有细。烹调主食时，大米可与全谷物稻米（糙米）、杂粮（燕麦、小米、荞麦、玉米等）以及杂豆（赤豆、绿豆、芸豆、花豆等）搭配食用，传统的二米饭、豆饭、八宝粥、炒饭等都是增加食物品种，实现粗细搭配的好方法。例如用杂粮饭、杂粮粥、杂粮面条、杂粮面包代替白米饭、白米粥、白面条、白面包。

2.有荤有素。"荤"指动物性食物，"素"指植物性食物。动物、植物食物搭配烹调，可以在改善菜肴色、香、味的同时，增加食物品种。每餐有荤有素，以素为主；或者素菜中加入少量荤菜，如什锦砂锅、乱炖等。

3.五颜六色。食物呈现的多彩颜色不仅能给人视觉上美的享受，更能刺激食欲。五颜六色来自不同的食物，可以满足食物种类多样化的需求。

4.避免单一。食物多样，同时注意膳食结构合理。一段时间内同类型的食物可以进行交换，避免每天食物品种单一。通过同类食物的互换，可避免每天食物的品种重复，增加对食物的新鲜感和食欲。

5.多做小份食物。小份是实现食物多样化的关键，也就是每样食物吃少点，食物种类多一些。尤其是儿童用餐，小份食物可以让孩子吃到更多品种的食物，营养素来源更丰富。

6.饮食贵在清淡。清淡是指烹调时少盐、少油、少糖，保持食物的原汁原味。培养清淡的饮食习惯，习惯了就能成为自然。

早餐要吃好

一日之计在于晨，早餐的重要意义是不可估量的。人经过一夜的睡眠，前一天晚上进食的营养已基本消耗完，激素分泌已经进入了一个低谷阶段，记忆机能处于迟钝状态。一顿营养早餐，犹如雪中送炭，能给"嗷嗷待哺"的脑细胞提供足够的能量，给亏缺待摄的身体补以必需的营养。一顿营养早餐会给我们的身体带来活力，让我们精神饱满地迎接新的一天。所以，早餐是一天中很重要的一餐，是每天健康生活方式的开始，按时作息，规律生活，对我们的工作、学习、健康都有很大的影响。早餐提供的能量应占全天总能量的 25%~30%。

大家理论上都知道早餐是一日三餐中重要的一餐，但是有很多人不放在心上。由于现代生活节奏的加快，很多人养成了晚睡晚起的作息习惯，往往无暇顾及吃早餐，特别是上班族，很多都有"早餐马虎"的习惯。

不吃早餐，会使人的血糖低于正常供给，对于大脑的营养供应不足，这样的状态不能满足整个上午的工作、学习强度，久而久之会对大脑造成伤害。另外，不吃早餐对身体的其他影响在短时间内不易察觉，但时间一长，问题就会暴露无遗，如果长期不吃早饭，易患胃病、胆结石、脂肪肝等。

除了不吃早餐，早餐吃得太简单也是一个问题。早餐吃得过于简单，易造成血糖水平相对较低，不能及时为大脑提供充足能量，可能会出现心慌、乏力、注意力不集中等问题，大大降低工作或学习效率。吃得单一还可导致机体缺乏必需的维生素、矿物质等。

调查发现，很多人不够重视早餐的营养搭配，吃的内容较单一。早晨时间太紧张，特别是对于上班族来说，来不及在家里吃早餐，风风火火向公司赶，碰见路边摊、便利店，随便买个包子或面包了事。此外，上班族往往忙着赶路，早餐吃得又快又烫。曾有调查显示，上班族中有过半的人在 10 分钟内吃完早餐，也有不少人在 5 分钟内吃完。狼吞虎咽、咀嚼不细，使胃肠负担加重，患上胃食管反流的概率大大增加。也有很多人不顾食物太烫就匆忙吃完，长期高温饮食可能会诱发食管癌等多种消化道疾病。

科学合理吃好早餐

早晨是一天的开始，只有早餐吃好，才能有足够的能量，才能更好地工作或学习。早餐搭配要主副相辅，品种至少 4~5 种。谷薯、蛋、奶不可少，蔬菜、肉类也要吃到，干稀结合，以干为主。

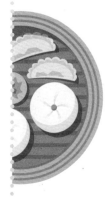

主食

"牛奶加鸡蛋"是不少人的早餐组合，其实这样搭配还不够。早晨人体急需含有丰富碳水化合物的早餐来补充能量，人类的大脑及神经细胞的运动必须靠碳水化合物（糖类）来产生能量。虽然牛奶和鸡蛋富含蛋白质，但不能给身体提供足够的能量，人在进食后很快就会感到饥饿，所以，早餐主食一定不能缺。

谷薯类含有碳水化合物、蛋白质、膳食纤维及 B 族维生素，作为主食食用可以提供能量。每天可以变着花样吃不同的主食，如馒头、蒸包、烧麦、肉饼、烙饼、馄饨、水饺、元宵、面条、杂粮粥、炒饭、面包等。

早餐应少吃或不吃油条、油饼、炸馒头等油炸谷薯类食物；烹调谷类食物不宜加碱，避免破坏 B 族维生素；淘洗时不宜用力搓揉，次数不宜过多。

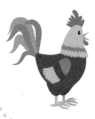

动物性食物

鱼、禽、畜、蛋、奶，均属于动物性食物，主要含优质蛋白质、脂肪、矿物质、维生素等。

早餐可以吃 1 个鸡蛋和 20~30 克的动物性食物，如红烧干切牛肉、水煮鸡胸肉等。饮品可以选择鲜奶、酸奶。如果不爱喝奶，也可以在面包或蛋饼中加片奶酪。如果是孕妇、老年人需要通过奶制品补充钙，应分时段饮用，不宜在早上将一天所需的奶制品全部喝完。

蔬菜和
水果类

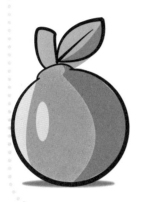

新鲜蔬菜和水果含水分较多，能量低，是膳食纤维、矿物质、维生素C、胡萝卜素以及有益健康的植物化学物质的重要来源。早晨时间紧，可选择操作方便、制作简单的烹饪方法，如凉拌、蒸食、水煮等。可以根据不同季节，选用新鲜的应季蔬菜。

关于水果，建议大家每天吃，保证每天摄入200~350克的新鲜水果，且果汁不能代替鲜果。大部分人的早餐质量不高，可以适当增加水果摄入。

减肥的人为了控制体重，可以在餐前吃水果，有利于控制进食总量，避免过饱。两餐之间将水果作为加餐食用，既能补充水分，又能获得丰富的营养素，对健康有益。

注意，有的水果不能空腹食用，如柿子、山楂等。

豆类和
坚果类

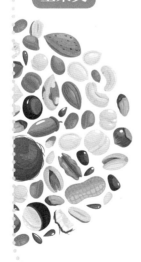

豆类和坚果类主要含蛋白质、脂肪、矿物质、B族维生素和维生素E。早晨吃馒头或面包时，同时吃豆腐脑或喝豆浆，有助于蛋白质互补，提高膳食营养价值；喝杂粮粥时，配上一点儿豆腐或豆制品做的小菜，也能达到蛋白质互补，提高膳食营养价值的目的。

坚果是膳食的有益补充。花生、瓜子、核桃、杏仁等坚果，可以装在有盖的瓶子内，放在桌子上，早餐快吃好时吃上几粒，以达到营养均衡的目的。

一般来说，起床20~30分钟后再吃早餐为宜，因为这时人的食欲更旺盛。用15~20分钟的时间吃完早餐，养成健康、规律的饮食习惯。另外，早餐与午餐之间隔4~6小时为好，也就是说早餐宜在6:30~8:30食用。如果早餐吃得过早，也可将午餐相应提前。

午餐吃饱而不吃撑

午餐具有承上启下的作用，既要补偿上午能量消耗的空缺，又要为下午的消耗储备能量。通过午餐为人体提供充足的能量和营养素，对补充体力和脑力格外重要。午餐占据一天中食物总量的 30%~40%，是一天三餐中关键的一餐，不仅要吃饱不吃撑，更要吃得健康。

吃不好午餐会给健康带来很多隐患。有的上班族由于时间紧张，常拿面包、饼干凑合着当作午餐，这样难以确保整个下午的热量供给，让下午的工作效率大打折扣；还有的上班族习惯性将隔夜的剩饭剩菜作为第二天的午餐，剩饭剩菜反复加热后，营养价值降低，影响身体健康。青少年学业繁重，大脑高速运转，身体营养需求较高，如果午餐没能提供充足营养，便容易感到倦怠、反应迟钝、注意力无法集中，甚至影响身体发育。有的成年人为了减肥，午餐不吃主食，把水果、零食当作午餐，误认为不吃主食就可以起到减肥的作用。殊不知，长期不吃主食，营养失衡，会导致免疫力下降，对消化系统造成很大伤害。留守家里的老年人，午餐吃得简单也是常事，往往是凑合一下或是吃家里前一天晚上剩的饭菜，这对健康也是很不利的。

另外，当下选择快餐、外卖作为午餐的人越来越多，很多餐饮店为了追求口味，烹饪时往往多油、多盐、多糖和多味精，有的食材还采用油煎、油炸等方式。很多人往往比较关注饭菜的口感，对午餐营养的关注度还不够。总之，午餐存在的问题不容小觑，久而久之，会导致营养失衡，影响健康。

其实，午餐更要关注营养，主食、蔬菜、豆制品要多吃，瘦肉、鱼虾类适量吃，再根据荤素搭配的情况，来一份蔬菜汤或一份有荤有素的汤，这样的午餐比较合理、科学。

午餐吃饱而不吃撑，要求午餐食物丰富，但食不过量。吃饭宜细嚼慢咽，不要完全吃饱，更不能吃撑，在感觉还欠几口的时候就应放下筷子。减少在外就餐的次数，坚持每顿少吃一两口，日积月累，就会从量变到质变，可以有效预防能量摄入过多，保持健康体重。

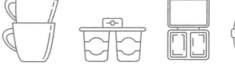

科学合理吃好午餐

相比早餐、晚餐，午餐的量要大，品种要丰富。主副相辅、荤素搭配，品种至少5~6种，谷薯、蔬菜、肉类都要吃到。同时要注意干稀结合，以干为主、汤食为辅。

主食： 增加全谷物和杂豆类食物，因为谷类加工精度越高，越会引起人体较高的血糖应答。烹饪主食时，大米可与全谷稻米（糙米）、杂粮（燕麦、小米、荞麦、玉米等）以及杂豆（赤豆、绿豆、芸豆、花豆等）搭配食用，适宜比例为大米2份，其他各1份。或者在面粉中混合玉米粉、荞麦粉等，做成馒头、面条、烙饼。

蔬菜类和水果类： 蔬菜种类丰富，不单一，以清蒸、水煮、凉拌等清淡的烹饪方式为宜。水果可作为午餐和晚餐之间的加餐食用。

动物性食物： 考虑到一家上有老下有小的情况，在营养均衡的前提下，也要照顾各人的喜好和特点。家庭成员少的话，可以做一道荤菜，再配一道荤素搭配的菜。家庭成员多的话，荤菜至少两道。多选禽类、猪瘦肉等。

汤类： 如果午餐是一道荤菜，再搭配一道荤素搭配的菜，建议喝蔬菜汤；如果午餐只吃一道荤素搭配的菜，建议喝荤汤。

双休日、节假日，午餐这样吃

工作日期间，一家人午餐分散在学校、单位、家庭等处就餐，吃得是否健康难以掌握，但是双休日、节假日的午餐，可以好好准备，做一顿荤素搭配、营养均衡的午餐。主食多吃；蔬菜要多吃，每盘素菜量要大；对于荤菜，儿童可以适量多吃，若小朋友本身超重或肥胖，就要控制摄入量，其他人根据自身情况酌情吃，尽量注意控制自己的食量。一家人围坐在一起享受午餐，其乐融融，多么惬意。忙得开心，做得卫生，吃得自然就放心。吃得科学，身体自然就健康。

菜肴制作过程中，烹调方法以简单为好，菜肴以清淡为好。特别是在节假日，对饮食一定要有自控力，不要自己喜欢的、好吃的，就吃很多。常听到这么一句话："过节了，可以多喝几杯。"殊不知这样的情况常使有潜在心血管疾病风险的患者因此而诱发比较严重的后果，比如心绞痛、心肌梗死等；高血压患者可能出现血压升高的情况，对血压控制不利。老人一定要控制酒的摄入量；正在服药期间的患者，不喝酒为好。节假日用餐，经常由于饮食不节制而给身体带来不适，所以，节假日更要注意不暴饮暴食、大吃大喝。

晚餐要吃七分饱

晚餐要吃得少、吃得早、吃得清淡，并对一天的营养进行"查漏补缺"，才有利于健康和睡眠。

"查漏补缺"就是回想一下早餐和午餐都吃了什么，晚餐就把今天缺的种类尽量补上。比如，前两餐没吃足 300~500 克蔬菜，晚餐就多吃一些蔬菜；如果前两餐没吃粗粮，晚上就来碗杂粮粥加蒸红薯；如果一天中早餐和午餐没有吃足豆制品，晚上就可以加一个蒸豆腐……这样做的目的是补足前两餐所缺的某类食物，让晚餐成为全天营养平衡的"完美闭幕"。

经过一天的忙碌，人们往往想通过丰盛的晚餐来慰劳自己，殊不知，晚餐太丰盛的危害很大，甚至会引起很多疾病，正应了"病从口入"这句话。晚餐过于丰盛，大量摄入高蛋白、高脂肪食物，会使肠胃负担过重，易造成消化不良，严重的话还会引起胃溃疡等。未被消化的食物长时间滞留在肠道内，会产生许多毒素和致癌物质，易使人患肠道疾病。此外，晚餐过晚也是一种非常不健康的生活习惯，吃完之后活动又少，容易引发各种慢性病，加速衰老。国外一位健康专家说："晚餐的作用，四分之一是维持生命，四分之三是维持医院的收入。"虽然这句话听起来有些夸张、戏谑，却不是完全没有道理。

晚餐过度饮食，疏于控制，会对身体造成伤害，加重身体负担，时间长了就易出现问题。如果一个人的晚餐长时间不规律、不控制，短期内或许弊端不明显，但随着年龄增长，就易出现很多健康问题，甚至可能会招致疾病。

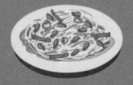 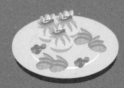 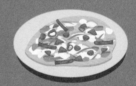

晚餐饮食不当主要会产生以下问题：

1. 肥胖。当晚餐摄入的热量超过全天摄入总热量的30%，加上晚上活动量又少，消耗不掉的脂肪就会在体内堆积，造成肥胖，影响健康。

2. 胃病。俗话说"少吃尝滋味，多吃伤脾胃"。如果每顿饭都吃得太多，不仅身体消化不了，大腹便便，还容易"撑"出病，例如胃病、胰腺炎等。

3. 肠癌。晚餐若吃得过饱，蛋白质食物无法完全被消化，会在肠道细菌作用下产生有毒物质，在缺乏膳食纤维的情况下，又加上活动量小，使得肠道蠕动缓慢，延长有毒物质在肠道停留的时间，增加了患肠癌的风险。

4. 糖尿病。长期晚餐过饱，会刺激胰岛素大量分泌，容易造成胰岛β细胞负担加重，加速老化，进而诱发糖尿病。

5. 多梦。晚餐过饱，会造成胃肠负担加重，对周围的器官造成压迫，使大脑相应部位的细胞活跃起来，易导致失眠或多梦，引起神经衰弱等疾病。

6. 冠心病。晚餐吃得太油腻，摄入过多热量，可引起胆固醇增高。过多的胆固醇堆积在血管壁上，久而久之就可能会诱发动脉硬化、血脂异常、高血压和冠心病，严重影响健康。

7. 老年痴呆。若长期晚餐吃得太饱，胃肠及肝、胆、胰腺等器官在入睡眠时还在运行中，使脑部不能休息且血液供应不足，进而会影响脑细胞正常代谢，加速细胞老化。

"腹中食少，自然病少"，这句话的意思是要把握食不过量的原则，即吃七分饱。饭吃七分饱，身上得病少。常言道："若要百病不生，常带饥饿三分。"说的就是饮食切忌过饱。

科学研究发现：很多疾病发生的原因之一，来自晚上不良的饮食习惯。晚餐吃得不科学，许多疾病就会慢慢找上门来。所以千万不要认为晚餐无关紧要。建议晚饭只吃七分饱，即使感觉还可再吃，也不要吃。

科学合理吃好晚餐

与早餐、午餐比较，晚餐不宜过于丰盛、油腻，否则会延长食物的消化时间，影响睡眠。晚餐应该吃得简单些，一般晚餐所提供的能量不应超过全天膳食总能量的30%~35%。

晚餐少吃，七分饱即可，"查漏补缺"讲平衡。主副相辅，以素为主；干稀结合，以稀为主，干饭为辅；品种至少 4~5 种。

主食

任何一餐都不能没有主食，晚餐吃主食建议以稀饭为主，干饭为辅。可以在主食中加入适量的全谷物和杂豆类，以促进营养均衡，若要煮粥，则粥不宜煮得太烂，否则容易使血糖升高。

蔬菜和水果类

晚餐要注意与午餐的蔬菜品种不一样，根据不同季节选择午餐没有吃过的蔬菜。比如青菜、芥蓝、包菜、西蓝花、花椰菜、大白菜、白萝卜等都属于十字花科，可选其中一种；又如韭菜、大蒜、大蒜苗、洋葱都属于百合科，可选其中一种。晚餐的蔬菜尽量品种多，但量要少。两口之家至少有 2 种蔬菜的菜品；三口之家起码有 2~3 种蔬菜的菜品；一家有老有小，可以吃 3~4 种蔬菜的菜品。晚餐以蔬菜菜肴为主，可以经常尝试新的食谱和搭配，让五颜六色的蔬菜装点餐桌，愉悦心情。

动物性食物

晚餐的动物性食物应与午餐品种不一样，多选择鱼、虾为好。鱼虾类，如清蒸鲫鱼、清蒸鲈鱼、白灼虾……可以轮换着食用。鱼类，可以选择海鱼，且以深海鱼为佳。肉类，首选家禽类，如鸡肉、鸭肉等。另外，也可以适当选择畜肉类，如牛肉、猪肉等。

豆类和坚果类

早餐和午餐时，豆制品和坚果没有吃或吃得少，晚餐就要补足所缺的这类食物。

汤类

常喝的蔬菜汤有大白菜豆腐汤、荠菜豆腐汤、青菜豆腐汤等。荤汤可以鱼汤为主，如鲫鱼豆腐汤、昂刺鱼豆腐汤等。另外，老鸭煲、肉末豆腐汤、鸭血粉丝汤也可作为晚餐的美味汤食。以上这些蔬菜汤和荤汤，根据实际情况，经常变换着喝即可。

晚餐做到"四不过"

·不过晚。晚餐宜早不宜晚，一般在 18:00~20:00 为宜。晚餐时间对睡眠质量的影响很大。一般消化食物需要用 4~6 个小时，如果晚饭吃得太晚，肠胃还在卖力地消化食物时，人就上床睡觉了，睡眠质量往往不好，容易失眠多梦。

·不过荤。血脂异常、患高血压的人，荤菜吃得多等于火上浇油，摄入过多热量易引起胆固醇增高，诱发动脉硬化和冠心病。所以晚餐以清淡为主。

·不过甜。晚餐吃得过甜，会令人发胖，埋下健康隐患。

·不过饱。晚餐后活动量不大，建议只吃七分饱。在感觉还欠几口的时候放下筷子。从少吃"一两口"做起，可以有效预防能量摄入过多。为了减轻内脏的负担，尽量做到 20:00 以后只喝水。

建议"多吃"的食物

同样的食物，加工方法不同，会有不同的营养素密度和健康效益。建议"多吃"的食物多为简单加工食品和营养素密度高的食物。

建议"少吃"的食物

应少吃深加工食品，这类食品脂肪、糖和盐等限制性成分的含量水平都偏高，减少油、盐、糖摄入是科学界共识。加工果蔬和肉制品同生鲜食品相比，维生素会有一定的损失破坏，油、盐、糖含量也大大增加。

建议"多吃"和"少吃"的食物

	建议"多吃"的食物	建议"少吃"的食物
谷薯类	糙米饭、全麦面包、玉米粒、青稞仁、燕麦粒、荞麦、莜麦、全麦片、二米饭、豆饭、蒸红薯、八宝粥	精米饭、精细面条、白面包、油条、薯条、方便面、调制面筋（辣条）
蔬菜类	深绿叶蔬菜、西蓝花、胡萝卜、番茄、彩椒等	各种蔬菜罐头、干制蔬菜、蔬菜榨汁等
水果类	橘子、橙子、苹果、草莓、西瓜等当地、当季新鲜水果	各种水果罐头、蜜饯等水果制品及果汁饮料
鱼畜禽肉类	新鲜的瘦肉、禽肉，各种鱼等水产品	熏肉、腌肉、火腿、肥肉等，肉（鱼）罐头、肉（鱼）丸等加工制品
乳类	纯牛奶、脱脂牛奶、低糖酸奶、奶粉	奶酪、奶油
水和饮料	水、茶水	含糖饮料，水果味饮料、碳酸饮料、奶茶、乳饮料等；酒及含酒精饮料

不同种类食物中主要的营养素

营养素	谷薯类	蔬菜、水果	畜、禽、鱼、蛋、奶类	大豆、坚果	油脂类
蛋白质			√	√	
脂肪			√	√	√
碳水化合物	√				
膳食纤维	√	√			
维生素 A			√		
维生素 E				√	√
维生素 B_1	√		√		
维生素 B_2	√		√		
叶酸	√	√			
烟酸	√				
维生素 B_{12}			√		
维生素 C		√			
钙		√	√	√	
镁	√	√		√	
钾	√	√		√	
铁	√		√	√	
锌	√		√	√	
硒			√		

秦教授贴心话

不少家庭早餐往往因为时间紧，就马马虎虎吃几口；午餐往往因为工作忙，也经常应付了事或随便吃点；而晚餐时间相对充裕，常常准备得较丰盛，荤菜多，蔬菜少，而且油、盐、糖用得多，口味偏重。于是便形成了"早餐马虎，午餐应付，晚餐丰盛"的情况。

长期饮食不规律、不节制，对身体健康有很大的危害。大家可能都有这样的感受，每到医院看病或检查，都会听到主治医生絮叨："平时要吃清淡点啊""怎么和你说了还不忌口""你呀，这病都是吃出来的"……许多疾病都是饮食不当，"吃"出来的。针对"早餐马虎，午餐应付，晚餐丰盛"的情况，提倡"早餐吃好，午餐吃饱而不撑，晚餐吃少七分饱"。这是健康生活方式的重要组成部分，是平衡膳食的健康之本，是高质量的生活前提。

一位消化内科副主任说："不吃早饭的危害很大，若是早餐不吃，直到中午才进食，胃长时间处于饥饿状态，会造成胃酸排泄过多，时间长了就会导致胃溃疡、胃炎。"他还说："很多胃病都是饿出来的，从门诊接诊的情况看，在胃病患者中，有三分之一的患者是因为不吃早餐导致的胃病。早饭很重要，不管多忙都一定要吃早饭。年轻的时候不觉得，时间长了症状就会表现出来。"

一位同事的爱人27岁，工作几年，体重增加20多斤，还说现在不吃，年纪大了，就不能吃了，趁年轻时多吃一点。实际上我们耳边经常听到这样的说法，而且持这种观点的人还不少。嘴的欲望是满足了，殊不知过嘴瘾常常隐藏着健康的隐患。这样吃下去，不用等到老，在很年轻时，"富贵病"就会慢慢向你走来。

吃得太多太好，会增加消化道负担，长期如此，消化道功能会逐渐降低，并增加患病风险。因此每餐少吃几口，才是长寿的良方。

秦教授的"小黑板"

一日三餐

一日三餐不能少，吃足四类才是好；
粗细杂粮要搭配，多菜少肉才算对；
油盐糖用量要少，吃出食物真味道；
水果两餐之间吃，这样安排较合适；
什么食物都爱吃，控制总量别多食；
一家"掌勺人"，全家健康保护神。

一位影视表演艺术家说，吃饭并不是吃得越高档越好，她更喜欢吃蔬菜、水果，因为蔬果里含有人体所需要的许多营养，可帮助清理肠道，有利于人体废物、毒素的排泄。她还主张按时吃饭，细嚼慢咽，一口饭菜嚼20次，这样有利于营养被人体较好地消化吸收。另外，她还要求菜肴尽可能做得清淡些，每餐七八分饱。

一位保健专家说，吃饭要荤素兼有、粗细搭配，一般吃七八分饱。如果不加节制地暴饮暴食，并且吃饱了又不想动，长期下来脂肪堆积，造成肥胖，容易引发多种疾病。其实，人的身体往往都是年轻时搞坏的，所以好习惯要趁早养成，不要等老了，疾病缠身才想到。

秦教授的"小黑板"

早餐

早餐如果常不吃，身体肯定受大伤；
早餐吃得快和烫，食道黏膜要遭殃；
谷薯蛋奶不能少，蔬果肉类都吃到；
各种营养都齐全，养成习惯成自然；
一日之计在于晨，精神饱满迎朝阳。

午餐

午餐是一天关键，承上启下要对接；
主食加全谷杂豆，深色蔬菜占一半；
多吃蔬菜也吃荤，荤素搭配才合理；
吃大荤喝蔬菜汤，吃小荤喝荤菜汤；
多什么都别多食，平衡膳食保安康。

晚餐

晚餐吃得不科学，多种疾病就盯上；
品种多样量要少，荤素食物搭配好；
晚餐宜早七分饱，晚上才能睡得好；
查漏补缺找平衡，三餐合理才能赢。

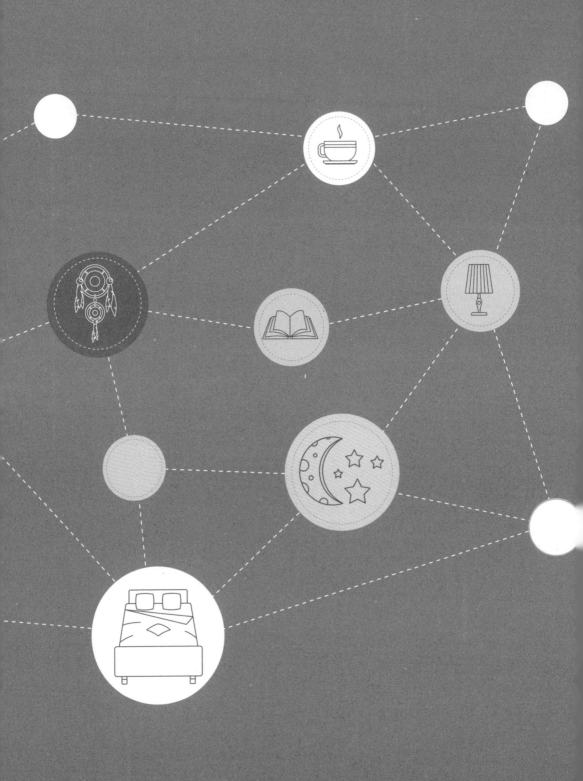

第二章
充足睡眠是健康的保障

民间有句谚语："一夜不睡，十夜不醒。"意思是说人一晚上不睡觉，就是睡上十夜，也不可能把一个晚上没睡觉的损失补回来。可见按时睡觉对健康的重要性。一切活动与生物钟运转合拍同步，这也是许多百岁寿星的好习惯之一。

睡眠与健康是"终身伴侣"

睡眠是生物钟运转的需要，是人体自我修复的过程，是人体健康的"加油站"。人的一生，约有1/3的时间在睡眠中度过。常言道："每天睡得好，八十不显老。"充足的睡眠是健康长寿的重要保障。

国民睡眠质量普遍不好

睡眠很重要，想必人人都知道。但有些人还总是熬夜，睡眠质量也很差，这主要是因为对睡眠的重要性认识不足。我们都要牢记古人所说的"起居有时，饮食有节，作息有序，适者有寿"。影响睡眠的因素很多，不管哪一种，影响睡眠就是影响健康。

影响睡眠的原因

第一，作息不规律。有的人因为工作需要经常熬夜；有的人因为白天过得不满足，便想在夜晚补偿，"报复性"熬夜，久而久之，形成恶性循环，养成了熬夜的坏习惯，严重影响身体健康。

第二，心理情绪。睡前生气、发怒，会使人心跳加快、呼吸急促、思绪万千，以致难以入睡。此外，焦虑、抑郁也会使人失眠。

第三，睡前饮食不当。晚餐过饱或吃夜宵会造成胃肠负担加重，使人神经兴奋，难以安然入睡，正如中医所说"胃不和则卧不安"。另外，晚饭吃辛辣、油腻食物，容易导致胃灼热，甚至彻夜难眠。睡前饮茶、喝咖啡、喝酒等也会刺激中枢神经，使人兴奋，难以入睡。

第四，睡前剧烈运动。睡前剧烈活动，会使大脑控制肌肉活动的神经细胞呈现强烈的兴奋状态，这种兴奋在短时间里不会平静下来，人难以很快入睡。所以，睡前应当尽量保持平静，不要剧烈运动。

第五，睡前娱乐。据调查，很多人习惯在睡前使用电子产品，长时间使用电子产品会引起睡眠紊乱，容易引起失眠。所以睡前应当尽量减少使用电子产品，手机可以调成震动模式或放在离床较远的地方。睡觉时，要慢慢沉下心来，心静才能渐渐地进入梦乡。

熬夜，熬的是命

我们的身体每天都需要得到充分的休息，第二天才能精神饱满地学习或工作。若生活不规律，长期熬夜或睡不好，打乱了生物钟，就容易对身体造成危害。

熬夜的危害

第一，加速皮肤衰老。长期熬夜或睡眠质量差会导致皮肤黯淡并出现皱纹，还会出现黑眼圈、眼睛浮肿等。

第二，早生白发。因为没有充足的睡眠和良好的睡眠质量，不少人年纪轻轻就有白头发，更有甚者会出现过早脱发的情况。

第三，记忆力下降。睡眠质量低会导致出现记忆力减退、工作效率低下、免疫力下降等情况。

第四，影响判断力。睡眠不足会影响人的注意力，导致思维能力下降，警觉性、专注力与推理能力等都会降低，从而影响对事物的理解，影响对工作做出合理的安排，导致工作效率降低，容易出现判断失误，甚至出错的情况。

第五，引发抑郁症。据相关调查，经常失眠的人患有抑郁症的概率比没有失眠的人高。失眠和抑郁症有着密不可分的联系，失眠往往是抑郁症的先兆症状之一。睡眠不足会加重抑郁症的状况，而抑郁症反过来又会令人更加难以入睡，形成恶性循环。

第六，出现严重的健康问题。偶尔失眠会造成第二天的疲倦和精神不济，长期失眠则会使自己长期处于亚健康状态，各种慢性病也会慢慢向身体靠近，严重危害身体健康。好的睡眠有助于降低慢性病发生的概率，是慢性病防控中不可或缺的重要组成部分。

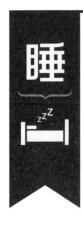

缺少睡眠的原因

近年来，许多人存在睡眠浅、容易醒、深度睡眠不足的问题。睡眠质量普遍不好引发的社会问题日益突出，如今睡眠问题已经成为威胁世界各国公众健康的一个突出问题。中国睡眠研究会发布的《2017 年中国青年睡眠现状报告》显示：24.6% 的人在睡觉这件事上"不及格"，大多数人的睡眠与良好水平存在差距。睡眠障碍已成为一种"流行病"，不再是中老年人的"专利"。

学生

对于许多大学生来说，熬夜早已成为一种生活常态。

一部分中学生也存在睡眠严重不足的情况。晚上作业做到 22:00，甚至更晚，早上 6:00 多甚至更早就要起床。

睡眠不足，不单存在于大、中学生中，小学生也普遍存在这个问题，值得我们沉思。

中老年人

有的人表示晚上睡不踏实，半夜时常被惊醒，之后就再也睡不好。起床后很疲惫，感觉像没睡一样，整天头昏脑涨。有的年纪大的人，虽然睡眠时间控制得好，但是睡眠质量却常不尽如人意。

心理社会因素

各种心理、社会因素，均可引起不安、忧伤、烦恼、焦虑、痛苦等情绪，使人失眠。脑子里想的事情总摆脱不掉，以至辗转反侧，入睡困难。刚刚睡着，又被周围的响声或噩梦惊醒，醒后却再难入睡。

生理性因素

睡眠是脑部的一种活动，人体的神经细胞随年龄的增长而减少。老年人由于神经细胞的减少，容易引起睡眠障碍，失眠则是常见的症状之一。所以年龄越大，一般睡得就越少。

上班族

行程忙乱无规律。 经常全球出差的人，为了工作，一会儿飞到这个国家，一会儿又转机到另外一个国家，时差还未倒过来，就要进入工作状态。这样慢慢地就破坏了生物钟的运转，睡眠就紊乱了。

经常值夜班。 有的人因工作需要，晚上必须在岗，如急诊室的医生和护士、治安民警、门卫、出租车司机等，日夜颠倒，很容易出现睡眠问题。

熬夜加班。 很多年轻人会牺牲睡眠时间来完成工作。长期工作压力较大的职场人士，因为工作不得不熬夜加班，严重减少了睡眠时间。

压力较大。 不少职场人因为工作的事情感到压力大，长期处于焦虑的状态，常常闷闷不乐，甚至连续多个晚上都不睡，这对身体的伤害可想而知。

通勤时间较长。 有的上班族在路上的通勤时间较长，早起出门工作，下班后还要数个小时才能回到家中，晚上就睡得很晚。这样就少了一段对身体有益的黄金睡眠时间。

脑部器质性疾病	精神疾病	其他疾病
随着年龄的增长，脑动脉硬化程度逐渐加重，老年人常伴有高血压、脑出血、脑梗死等疾病，这些疾病的出现，都可使脑部血流量减少，引起脑代谢失调而产生失眠症状。	据统计，老年人中有抑郁状态及抑郁倾向的比例明显高于年轻人。抑郁症患者普遍有失眠、大便不通畅、心慌等症状，其睡眠障碍主要表现为早醒及深度睡眠减少。随着患者年龄的增加，后半夜睡眠障碍越来越严重，多表现为早醒和醒后再难入睡。	一些伴发的疾病会影响睡眠质量，如慢性疼痛、心血管疾病、呼吸道疾病等。为了控制这些疾病，通常会服用多种药物，这些药物彼此间可能发生相互作用，也可能会导致夜间失眠。另外，行动不便、视力障碍、缺乏锻炼等都会降低睡眠质量。

科学睡眠

睡眠是人体的一种主动过程，是恢复精力的重要手段，是生物钟正常运转的需要。"平旦人气生，日中而阳气隆，日西而阳气已虚，气门乃闭。"因此，人们应在白昼阳气旺盛之时从事工作或学习，在夜晚阳气衰弱的时候安卧休息，这就是"日出而作，日入而息"的道理。由此可见，现在施行的"三八制"是有根据的，即工作、生活、睡眠各8个小时。

睡眠是身体修复的过程

充足的睡眠能帮助身体解除疲劳，使脑神经、内分泌、物质代谢、心血管活动、消化功能、呼吸功能等都能得到休整，促使身体组织自我修补，增强免疫功能，提高对疾病的抵抗力。

每个人清晨醒来时，都能体会到一夜睡眠给身体带来的影响。如果一夜睡眠充足，睡得好，会觉得浑身是劲、思维敏捷、办事效率高。如果一夜睡得不够深、不够实，那么整个人上午都会无精打采，有时甚至表现为烦躁、激动或精神萎靡，注意力涣散，记忆力减退等。有午睡习惯的人也有同样的感觉，中午没有休息好，整个下午和晚上都会觉得没精神，容易陷入一种疲倦的状态。

人在熟睡的状态下，脉搏减慢，收缩压降低，呼吸变深，基础代谢率下降，脑血流量减少，有助于大脑能量的积蓄。同时体内也会发生一系列有利于生理、生化的变化，协调大脑皮质的功能，有利于增强记忆力，使人思维敏捷，反应灵活，这便是睡个好觉后，感到神采奕奕、精力充沛的原因。

现代医学中常把睡眠作为一种治疗手段，让患者好好睡一觉，很多健康问题都可以得到改善。充足的睡眠有助于维持人体正常的新陈代谢，所以尽量每天都要睡得好，这样才能精力充沛地过好每一天。

睡眠时间有个体差异

　　每个人每天所需的睡眠时间与个人的性格、健康状况、工作环境、劳动强度等因素有关，还与每个人的睡眠习惯也有一定的关系。所以，睡眠的好坏，并不是完全取决于睡眠的时间，还要看睡眠的质量，也就是整个睡眠中深睡时间的长短。

体弱多病者

体弱多病者应适当增加睡眠时间。增加睡眠时间是康复路上的力量之源，有利于身体早日恢复健康。

儿童、青少年

睡眠影响儿童、青少年体内生长激素的分泌，影响骨骼和肌肉的生长发育。人在夜晚熟睡时，分泌的生长激素是白天的5~7倍，可促进儿童和青少年的生长发育。6~12岁儿童、青少年每天需要的睡眠时间为9~12小时，13~17岁儿童、青少年每天睡眠时间为8~10小时。

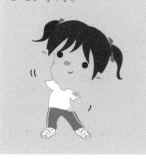

年轻人

年轻人缺少睡眠容易使皮肤出现暗疮、粉刺、黄褐斑等问题。一般来讲，成年人每天需要睡7~9小时。

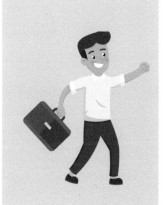

中老年人

对中老年人而言，熟睡可激活体内各种活性酶，加速新陈代谢，延缓衰老。一般来讲，中老年人每天需要睡7~8小时。

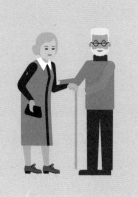

睡眠遵循自然规律

早在两千多年前，我国古代先哲们就认识到睡眠对健康的重要作用，如《黄帝内经》说："人卧则血归于肝，肝受血而能视，足受血而能步，掌受血而能握，指受血而能摄。"也就是说，人之目视、足步、掌握、指摄等生命活动的能量，都是通过睡眠源源不断地积蓄起来的，通过肝的作用不断满足生命活动的需要。清代养生家李渔说："养生之诀，当以睡眠为先。"此外，民间还有"吃人参不如睡五更"的说法。良好的睡眠有助于积蓄精力，恢复体力。

四季起卧有讲究

"日出而作，日入而息，逍遥于天地之间而心意自得"，人无时无刻不受天地的影响，应根据自然界的节律变化来调整睡眠时间。简单来说，四季的起卧应顺应自然之气的变化而有早晚之分，就是跟着太阳的升落来调整，不同的季节安排不同的起居时间。

我们可以从中医的传统理论中寻找适应自身的睡眠规律：春季宜"早卧早起，广步于庭"，以顺应春阳升发之气；夏季宜"夜卧早起，无厌于日"，以顺应夏季华秀之气；秋季宜"早卧早起，与鸡俱兴"，以顺应秋令收敛之气；冬季宜"早卧晚起，必待日光"，以顺应冬日收藏之气。

通俗来讲就是，春季万物复苏，阳气开始升发，需要早睡早起，起床后全身放松，适当运动。夏季气候炎热，万物生长，阳气旺盛，可适当晚睡早起，起床后宜多运动。秋季燥气当令，需要早睡早起，早睡有利于阴精收藏，早起则使肺气得以宣发。冬季寒冷收藏，则应早睡晚起，早睡以养阳气，晚起以固阴精。

睡子午觉

中医认为，子时（23:00~1:00）阴气盛，阳气弱；午时（11:00~13:00）阳气盛，阴气弱。子时和午时都是阴阳交替之时，人体内的气血、阴阳极不平衡，也是人体经气"合阴"与"合阳"的时候，此时"必欲静卧，以候气复"。

子觉养阴，可缓解阴虚，养护气血，让脏腑得以休息，让皮肤更有光泽，预防早衰，为人体储备能量；午觉养阳，可缓解疲劳，提高工作效率，预防心脑血管疾病。

睡好子午觉，有利于人体养阴、养阳，保护人体的阴阳顺利交接。睡子午觉的原则是子时大睡、午时小憩。

睡午觉犹如捡个宝

午睡可以使人的大脑与身体各个系统得到放松与休息，既能缓解一上午的疲劳感，还能使组织细胞重新注满活力，有利于下午的工作和学习。午睡是调整身体和精神状态的关键时刻，要特别注意以下几点：

①午餐吃饱而不吃撑。②午餐后，稍作走动或站立一会儿再午睡。③在11:00~13:00之间午睡，午睡20~30分钟为佳。④不要坐着或趴在桌上午睡，这会影响头部血液供应，醒后容易头昏、眼花、乏力。午睡姿势应该是舒服地躺下，侧卧或平卧，建议头稍高、向右侧卧。另外，午睡时注意保暖，夏天午睡时不要露肚脐。⑤午睡睡醒后，可先睁眼静卧一会儿，使大脑完全清醒后再起来。可用温水洗洗脸，喝点白开水或淡茶水之后再开始活动。

睡好觉的细节

作息规律。采用合理的睡眠方法和措施，可以保证睡眠质量，养蓄精神，具有防病治病、强身益寿的功效。要想拥有好的睡眠，作息时间一定要调整到较佳的规律状态。

建议每晚22:00左右就开始洗漱，保证23:00前入睡。在这个时段，人体精力下降，反应迟缓，思维减慢，有利于人们转入慢波睡眠，实现子时（23:00~1:00）沉睡。中医认为阴气盛则寐，阳气盛则寤。而子时是阳气弱、阴气盛之时，此时睡觉，不仅能养阴，睡眠质量也好。最佳睡眠时间为晚上23:00~6:00，其中晚上23:00~3:00为睡眠黄金时间，因为人在这段时间易达到深度睡眠状态，此时肝脏的代谢也较为旺盛。若长期错过这段睡眠黄金时间，将会发生睡眠障碍，导致身体机能紊乱。俗话说"美容觉"，意思是说晚上23:00~3:00是养颜时间，是皮肤代谢的高峰期，这时源源不断的血液供给皮肤充分的营养，使皮肤保持弹性。

晚餐宜清淡，仅吃七分饱。晚餐若吃得太多就容易睡不好，特别是高脂食物和油炸食物易导致腹部不适，需要更长的时间才能消化，影响睡眠。上夜班的人可适当吃流食，例如粥、奶、豆浆、果汁等。此外，不要养成边看电视边吃晚餐的习惯，这样也会不知不觉吃得过多，从而影响睡眠。

适量运动，提高睡眠质量。运动是神经系统的"温和安定剂"，晚餐过后可以散步半小时。有规律的运动对于提高睡眠质量非常有帮助。

睡前半小时喝水。晚上睡前半小时喝杯白开水，为身体储存水，有利于预防夜间血液黏稠度增加，改善失眠，提升睡眠质量。

热水泡脚。睡觉前用热水泡脚15~30分钟，可以改善局部血液循环，有助于入睡。需要注意的是，冠心病患者不宜较长时间泡脚或泡澡。

临睡前放松身心。睡前半小时可以做一些轻松的活动，例如阅读、听轻音乐，使身体处于一种准备睡眠的放松状态，尽量保持身心平静。同时，关掉电脑、电视，放下手机。入睡之前需要排除私心杂念，把心思都放在"睡眠"上，这就叫作"先睡心，后睡眼"，只有这样才能睡得快、睡得安稳、睡得香。

卧室宜静。睡觉的地方应避开风口，床要离窗、门有一定距离。环境清静，光线幽暗柔和，空气新鲜，温度、湿度适宜。在选择居住卧室时，应尽量挑选阳光不被前方楼宇遮挡的房间，尽量避免选择阴冷潮湿的房间作为卧室，这样利于关节健康。

卧具适中。床铺平坦，硬度适中，枕头高8~12厘米，相当于自己的一拳半为宜，这样更有利于进入梦乡。枕头太低，容易造成落枕，或因流入头脑的血液过多，造成次日头脑发涨、眼皮浮肿；枕头过高，则会影响呼吸道畅通，易打呼噜，而且长期枕高枕头，易导致颈部不适或驼背。

睡姿以右侧卧位为佳。不同睡姿会对身体产生不同影响。①仰卧：身体平躺伸直，两臂平放两侧，胸腹部不要盖得太厚，这样呼吸自然，全身肌肉均可松弛，身体能得到充分休息，有利于血液循环。但入睡后容易一只手或两只手搭在胸口，有压抑感，易引发多梦特别是胸闷窒息的噩梦。②俯睡：趴着睡时胸腹受挤压，吸气时胸部扩张受限，呼吸费力，久而久之，颈肩部肌肉易发生疼痛不适。③蜷睡：蜷曲睡姿多见于冬季，由于腿脚不暖和，便将双腿屈曲于腹部，这样使下肢血液循环减慢受阻，难以睡熟，晨起便觉得腿足乏力。④侧卧：符合生理健康的睡姿，可使全身肌肉松弛，还有利于肠胃的蠕动。侧卧时胳膊不要枕在头下，两腿自然弯曲。由于人体的心脏在身体左侧，右侧卧可以减轻心脏承受的压力。另外，侧卧对脊柱也较好，能让脊柱两侧肌肉都得以放松。

从生理的角度讲，以右侧卧睡姿为佳，既不压迫心脏，又利于肝脏的血液回流及胃肠的排空。从中医的角度讲，这种姿势可使心脾之气舒展，四肢肌肉放松，有利于气血的流通和呼吸道的畅通。保持一种姿势睡觉难免觉得累，可稍换仰卧睡，但以右侧卧为主。

睡醒后不宜立即起床。人在睡眠时，大脑皮质处于抑制状态，各项生理机能转化为低速运转的状态，人体代谢降低，心跳减慢，血压下降。早晨醒来后，呼吸、心跳、血压、肌张力等要迅速恢复常速运转，会导致交感神经兴奋与肾上腺皮质激素分泌，引起心跳加快、血管收缩、血压上升。此时血液变稠，血流缓慢，循环阻力加大，心脏供血不足，醒后如果立即下床，容易诱发心脑血管疾病，危害身体健康。所以，早晨自然醒后不要马上起床，应先让身体从侧卧体位变为仰卧体位，在床上略微躺几分钟，进行心前区和脑部自我按摩，做深呼吸、打哈欠、伸懒腰、活动四肢，使四肢及各个关节伸展开来，然后慢慢坐起来，做一些简单的伸展运动，半分钟后再将两条腿下垂在床沿，再等半分钟后站起来，从容地下床、穿衣，让刚从睡梦中醒来的身体逐步适应日常活动。

睡醒莫慌忙，伸伸懒腰再起床，床前坐，别着急，坐一会儿后再下床。特别是老年朋友，要做到睡醒后慢慢起床，以防止意外发生。

秦教授贴心话

人一生中约有 1/3 的时间是在睡眠中度过，睡眠是生命的需要，睡眠质量对于人体健康起着至关重要的作用。一个名叫查理斯·艾德茨考斯基的英国人，曾写过一本专门讨论睡眠的书，书名叫《深睡眠》。他在书中写道："我们通过睡眠强迫身体和大脑停止工作，进行内部修复。"如果没有这种"内部修复"，人体这部机器就会因为过度使用而导致损伤，引发病痛。

老中医夏教授的养生信条之一就是充足的睡眠赛过吃补药，他并不主张多吃补品。睡眠好是精力充沛的基本保证，睡眠差会导致身体素质下降，百病丛生。夏教授反对不规律的作息时间，他 21:30~22:00 就寝，每天 5:30 起床。

指挥家陈先生很重视睡眠，他除了每晚睡足 7 小时外，中午还坚持 30 分钟至 1 小时的午睡。他说，睡眠是人生最佳的保健，能帮助无病的人消除疲劳，修复身体；对糖尿病以及其他慢性疾病的人，睡眠能减轻疾病症状，对身体康复起着重要作用。因此，从某种程度来说，睡眠比吃饭还重要。要想身体好、工作好，一定要做到睡眠好，一个人千万不要欠"床头债"。

一位越剧名家 21:00 左右就上床睡觉，第二天 7:00 起床。她说，睡眠是保护身体的一种"利器"，能修复身体，提高免疫力，抗御疾病。想要追求好的身体，就要睡好觉。

一位保健专家十分重视睡眠，他觉得睡不好觉，次日头昏脑涨、浑身难受，不仅做任何事情都无精打采，甚至连吃饭也不香。因此，他经常精打细算地安排自己的睡眠时间。偶尔睡眠不足时，往往会在次日想办法补回来。每当他饥困交加时，总是首先选择睡觉。他发现，只要自己不烦躁、起急，保持心境平和，便可以自然入睡。

长期睡不好，不仅会让人白天很疲倦，还容易诱发心脑血管疾病、糖尿病、抑郁症等疾病。

一位职场女士打电话给朋友，她在电话中告诉朋友一夜没有睡，并用视频让朋友看看她的眼睛。朋友看到她有黑眼圈，眼睛浮肿，眼睛内布满血丝……这位女士虽然化了妆，但还是看出她很疲倦。这都是熬夜破坏了人体生物钟节奏而对身体的伤害。

有一次在电梯里，一位中年阿姨向朋友诉说着她晚上睡不好的痛苦，每天 23:00 上床，到 0:00 还睡不着，辗转反侧，很难受；早上到 6:00 脑子总是昏昏沉沉的，不想起床……我在旁倾听着，只见她眼睛睁不开，黑眼圈严重，眼睛浮肿，睡不着真的太难受了。

　　旅游景点的一位 40 多岁司机告诉我，他一般晚上玩手机到凌晨 2:00，早晨 7:00 起床，每天睡 5 个小时，一点不觉得困。这位司机现在不觉得什么，但随着年龄的增加，问题可能就会慢慢显现出来。

　　一位 26 岁的李先生长期凌晨三四点才睡觉。一天夜里 23:00 左右，突然发生心肌梗死。经过询问病史，得知李先生不仅有 10 余年吸烟史，还长期熬夜。李先生有一个不好的习惯，虽然每天晚上十一二点就躺在床上，但他还要看手机、打游戏。他说现在许多年轻人都睡得晚，周围不少朋友也是凌晨三四点睡觉，想早睡都睡不着。但是熬夜会危害身体健康，长期熬夜易得冠心病，诱发心肌梗死。李先生这么年轻患病就是一个例子，大家要引以为戒。

　　某医院曾接诊过一名肺癌晚期患者，年仅 19 岁的大学一年级学生。这位同学平时爱打游戏，经常熬夜，也经常吃夜宵，上网吧吸二手烟。专家提醒，别拿生命来熬夜。熬夜熬的不是夜，熬的是命。

　　还有一位朋友因孩子未考上大学，出现睡眠障碍，并伴有焦虑、不合群、怕见人、掉头发、食欲不振等状况，最终患上抑郁症，离开了原来的单位。他现在一直在服药治疗。

　　失眠如此痛苦，与其事后叹息，不如提前预防。

秦教授的"小黑板"

拥有好睡眠

不觅仙方觅睡方，睡方就是睡好觉；
人为什么要睡觉，这是生物钟需要；
睡是天下第一补，宁可不吃也要补；
缺什么都别缺觉，安心专心睡好觉；
一觉醒来伸懒腰，精神恢复特别好；
每天中午睡午觉，自我调节减疲劳；
精力充沛的秘诀，就是每天睡好觉。

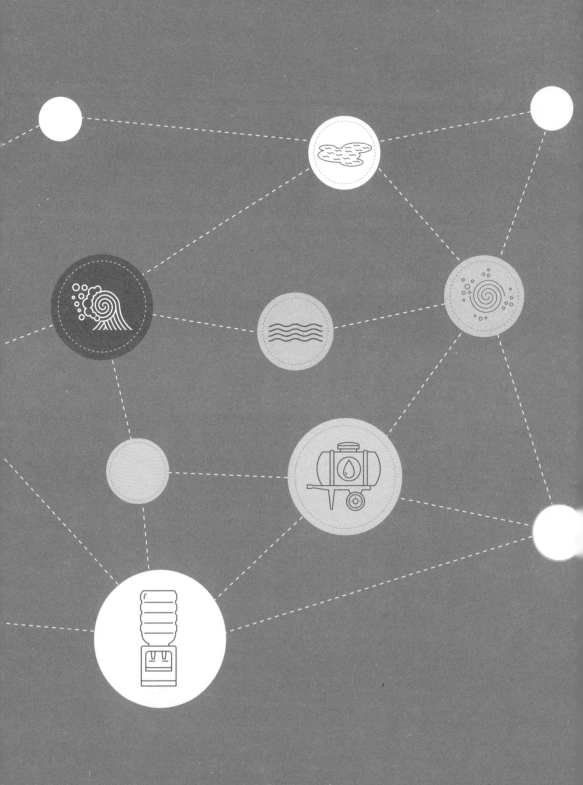

第三章
足量饮水是健康的源泉

虽然水的组成简单，但在我们身体中起着不可替代的作用，是维持生命必需的物质，也是维持人体正常生理功能的重要营养素。没有水，生命就会停止，正所谓"水是生命之源"。

水是七大营养素之一

水与蛋白质、脂肪、碳水化合物、矿物质、维生素和膳食纤维合称为人体必需的七大营养素，是一切生命必需的物质，是输送营养、促进食物消化吸收的重要载体。身体缺水将造成水代谢功能紊乱，长此以往可能导致诸多疾病的发生，如结石、痛风等。

水是生命之源

人体血液中的大部分物质都是水分，我们的肌肉、肺、大脑等组织和器官中也含有大量水分。水是多种矿物质、葡萄糖、氨基酸及其他营养素的良好溶剂。水参与体内的物质转运，它将营养物质运送到细胞内，同时运走体内的代谢废物。

喝水有利于体温的调节，增强机体的抵抗力。当环境温度低于体温时，为了维持身体温度，保证正常的生理活动，体内水分会因毛孔缩小减少蒸发而保留在体内；环境温度高于体温时，水分就会通过扩张的毛孔排出体外，降低体温，从而保持体温恒定。人体关节的关节润滑液、口中的唾液、消化道分泌的胃肠黏液、呼吸系统气道内的黏液、泌尿生殖道黏液等的生成都离不开水。另外，水还有通过大小便及出汗等形式排泄体内垃圾的功能。

在正常的生理条件下，人体通过尿液、粪便、呼吸等途径排出水分。随着水分的不足，会出现一些症状。当失水达到体重的1%时，会感到口渴，出现尿少的情况；失水达到体重的10%时，会出现烦躁、全身无力、体温升高、血压下降、皮肤失去弹性的症状；失水超过体重的20%时，可能会导致死亡。

体内失水程度与相应症状

体内失水程度	症状
1%	开始感到口渴，影响体温调节功能，并开始对体能产生影响
2%	重度口渴，轻度不适，有压抑感，食欲减低
3%	口干，血浓度增高，排尿量减少
4%	体能减少 20%~30%
5%	难以集中精力，感到头痛、烦躁、困乏
6%	体温控制严重失调，并发生过度呼吸导致的肢体末端麻木和麻刺感

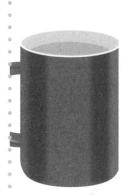

保证喝足水

在日常生活中，很多人忽视了喝水。应做到水不离杯，杯不离身，餐桌上、床头柜上及办公桌上都可以放杯水，及时喝水，每天至少保证喝足1 500~1 700毫升的水。

喝水好处多

喝水少是很多人都存在的问题，很多疾病都是由于喝水量不足引起的。身体缺水还会增加患便秘、尿路感染、皮肤病等多种疾病的风险。多喝水能够促进人体新陈代谢和排毒。

少喝饮料

儿童、青少年

市场上饮料品种繁多，儿童和青少年是饮料的主要消费人群，他们中的很多人把饮料当水喝，以致饮水量严重不足。虽然大部分青少年知道喝饮料不健康，但还是照常喝，很多人还特别爱喝含糖饮料。经常过量喝饮料，会增加患肥胖、龋齿、骨质疏松等疾病的风险。

及时喝水

成年人

有的上班族因忙碌而忽略了喝水，直到渴得不行才喝水；还有的上班族因为不想常去厕所而刻意少喝水。即使工作忙碌，每天也要摄入足量的水，及时补充水分。

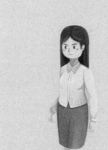

足量饮水
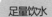

老年人

很多老年人不喜欢喝水，一方面是因为随着年龄的增长，尿浓缩功能逐渐减退，口渴中枢反应慢，总感觉不到渴。另一方面是因为老年人怕喝多了水，造成小便次数增多的情况，为了减少排尿次数而少喝水。老年人也应足量饮水。

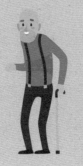

科学饮水
才健康

研究发现，科学饮水能提高人体三大核心功能：一是代谢功能，充足的水分有利于及时排出代谢产物，加速血液循环；二是免疫功能，充分饮水能保持呼吸道黏膜湿润，使流感等病毒无法迅速繁殖，增强免疫力；三是抗氧化功能，充足的水分有助于提高人体抗氧化功能，清除体内自由基。

不要口渴才喝水

很多人认为喝水是我们的一个本能，渴了就喝，没什么讲究，等到口渴时我们体内才需要水，这时喝水也不迟。口渴才喝水，相当于农田龟裂才灌溉，这时庄稼已经受到影响。同理，口渴才喝水不利于身体健康。感到口渴时，机体已经处于缺水状态，并已利用调节系统进行水平衡的调节，此时饮水虽然可以补充流失的水量，但不是合适的饮水时机。而且一次性大量饮水，还会加重胃肠负担，稀释胃液，从而影响消化。

喝水不只是为了解渴，更是让水参与人体内的新陈代谢，从而被人体吸收。长时间缺水会增加血液的黏稠度，易诱发心脑血管疾病。此外，越不注意喝水，喝水的欲望就会越低。所以，喝水不能以口渴不渴为标准。

随着年龄的增长，中老年人的各器官功能都有所减退，易出现身体缺水却口不渴的现象。虽然口不渴，但也要补充水分。不及时补水，很容易造成中老年人皮肤干燥以及排泄不畅、便秘等现象。对于有心脑血管疾病的老人，因为缺水造成的血液浓稠可能会间接导致心肌梗死、脑梗死的发生。

缺不缺水看尿液

人体内水的平衡，包括摄入和排出两大部分。出现口渴和少尿是身体明显缺水的信号。日常大家判断自己缺水与否，还可以看尿液的颜色。随着机体失水量的增加，除了口渴外，还有尿少、

尿呈深黄色的表现。正常尿液的颜色是透明黄色或是浅黄色，机体缺水时，尿液颜色将逐渐加深。肌体不缺水时，正常排尿时畅快，有"一泻千里"的痛快感；机体缺水时，不仅尿液颜色加深，排尿时还会出现不舒服的感觉。

喝水首选白开水

煮沸后冷却至 20~25℃ 的白开水，具有特异的生物活性，比较容易透过细胞膜进入细胞，能促进人体的新陈代谢，增强机体免疫功能，提高人体抗病能力。白开水干净卫生、制作简单、经济实惠，是推荐饮用水。

白开水就是指烧开后晾凉的水，温度为 10~40℃，以不冰不烫，可喝满口水为宜。和身体体温接近的白开水，是较符合人体需要的饮用水。对于有些老年人来说，10~40℃白开水感觉有点凉，但也一定不要喝高于 65℃ 的白开水。水温超过 65℃ 会给口腔和消化道造成慢性损伤，增加食管癌的患病风险。

太冰或太烫的水都不适宜饮用。喝太冰的水，胃会受不了，容易得胃肠炎，因此还是少喝冰水为好；也不要喝过烫

的水，过烫的水会损伤口腔和食道黏膜，时间久了易引发口腔癌和食管癌。

饮料不能代替白开水。饮料包括市售果汁、碳酸饮料、乳酸菌饮品等，其大多都含有色素、防腐剂等，这些物质会对肠胃产生不良刺激，还会增加肝脏、肾脏的负担。此外，咖啡、啤酒等也都不能代替白开水。

饮茶是中国的优良传统，茶叶中含有多种对人体有益的化学成分，如茶多酚、咖啡因等。有研究表明，长期饮茶有助于预防心脑血管疾病，可帮助降低某些肿瘤的发生风险。但是应注意不要长期大量饮用浓茶，茶叶中的鞣酸会阻碍铁的吸收。另外，很多人喜欢趁热喝茶，要注意的是，滚烫的水会烫伤食道黏膜，易引发口腔黏膜炎、食管炎等，时间久了，甚至可能发生癌变。

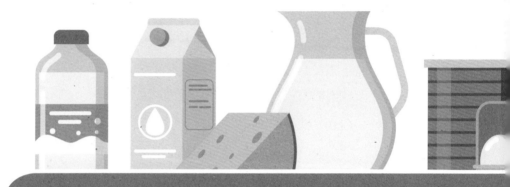

七八杯水的由来

　　水的需求量主要受年龄、环境温度、身体活动等因素的影响。一般来说，成年人一天所排出的尿量约1500毫升，再加上从粪便、呼吸排出和从皮肤蒸发的水，共约1000毫升，一个成年人每日总共要消耗约2500毫升水。所以，一个健康的成年人每天需要总量2500毫升左右的水参与人体内的新陈代谢。水的来源有饮用水、食物中含有的水和体内代谢的水。

饮水量

　　成年人每天需要总量2500毫升左右的水，人体每天可以从食物和体内代谢的水中获取1000毫升左右水分，其余水分需用1600毫升白开水（建议成年男性每天饮水1700毫升，成年女性每天饮水1500毫升）来补充，约七八杯，这就是每天喝七八杯水的由来。在高温或身体活动水平增强的条件下，应适当增加饮水量。一般来说，6~10岁儿童每天宜喝800~1000毫升水（4~5杯），11~17岁儿童每天宜喝1100~1400毫升水（6~7杯）。

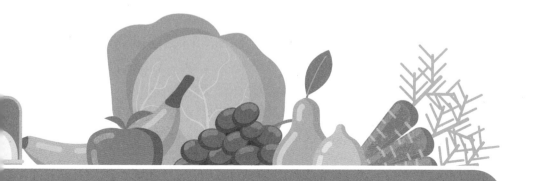

食物中含有的水

食物中含有的水，指我们从膳食中获得的一定量的水分。我国居民的膳食以植物性食物为主，其中，水果和蔬菜中含有大量的水分。我们常用的烹饪方式与西方不同，多以蒸、炖、煮、炒为主，不仅保留了食物中大部分的水分，往往还会在烹饪过程中加入一定量的水。另外，主食如粥、羹类的食物含水分较多，同样可以起到补充水分的作用。

有些人认为，我吃了很多水果、蔬菜，摄入这些食物所含的水分也算"喝水"了。吃了很多水果、蔬菜，这的确补充了水分，然而，这些食物中的水分远远满足不了身体的需求，还是要单独补充足量白开水参与人体内的新陈代谢才行。

体内代谢的水

人体每天可从食物、体内代谢的水中获得 1 000 毫升左右的水分，体内代谢的水是指三大产能营养素（蛋白质、脂类、碳水化合物）在体内代谢产生的水分，也是机体获得水分的一个途径。

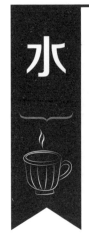

四个节点喝好水

水分能够保持细胞活性，适量多喝水有助于延缓衰老，维持肌肉和骨骼的韧性和强度，让皮肤更加健康柔软。人体的新陈代谢需要水的参与，如果失水，代谢功能就可能会出问题，皮肤问题尤其明显。同样的年纪，爱喝水的人皮肤弹性更好。缺水干燥的皮肤容易出现细纹，随着年龄的增长，细胞活力下降，皱纹愈发明显。所以，想要延缓衰老，首先要喝足水。喝水要恰到好处才能有益健康，因此学会科学的饮水方法尤其重要。下面讲一讲四个节点喝水的重要性。

四个喝水节点

我们要把握好四个喝水节点，即早起一杯白开水，午睡起床后喝杯水，睡前一杯白开水，晚上起夜喝点水，其中早、晚各饮一杯白开水尤为重要。重点把握这四个喝水节点，常年坚持，受益无穷。

少量多次饮水

做什么事都有度，饮水更是这样。一般来讲，不鼓励一次大量饮水，尤其是在进餐前，大量饮水会稀释胃液，影响食物的消化吸收。

晨起喝水

早上起床后，空腹喝一杯（约200毫升）白开水。睡眠时因为隐形出汗、呼吸及尿液的形成，会消耗约450毫升的水分，起床后虽无口渴感，但体内因缺水而血液黏稠，可饮用一杯水补充身体代谢失去的水分，降低血液黏稠度，增加循环血容量，其余部分可通过早餐的牛奶和稀饭等食物来补充。早上起床后喝杯白开水还有清醒大脑、美容养颜、预防便秘的好处。

睡前喝水

晚上睡觉前半小时喝一杯（约200毫升）白开水，给身体储备水，有利于预防夜间血液黏稠度增加。因为人熟睡时体内水分丢失，易造成血液中的水分减少。不少中老年人不习惯睡前饮水，总担心起夜，所以在睡觉前一般都很少喝水或不喝水。其实中老年人膀胱萎缩，容量减少，不喝水照样可能要起床排尿。

其他饮水时段

上午 10:00 左右，可以喝一杯水，以补充上午活动消耗或排尿流失的水分。下午 16:00 左右，人活动了大半天，体内水分被中午所产生的热能带走，这时喝水可以补充下午活动消耗的水分。其他时间应每 1~2 小时喝一杯水。主要原则是少量多次，主动饮水，不要感到口渴了才喝水，注意随时补充水分。

为什么特别强调晨起喝杯水？具体的原因如下：

血液黏稠度在 24 小时中有高峰，也有低谷。那么，什么时候是血液黏稠度较高的时间呢？从半夜开始到上午 10:00，这个时候如果不补水，身体处于缺水状态，就容易发生心脑血管意外，容易出现血栓。如果在冠状动脉形成血栓，就会发生急性心肌梗死；如果在脑动脉形成血栓，就会发生脑梗死。所以早上起来空腹喝水，是为了稀释血液黏稠度。有心脑血管疾病的人可在晚上睡觉前喝水和早上起来空腹喝水。据统计显示，如果注意了以上两个喝水节点，发生心源性猝死的概率会明显下降。

午睡起来喝水

午睡起床后喝杯水，可以为机体补充水分，顿感舒畅，精神倍增。对于上班族，有助于保证下午良好的工作状态。达到提高工作效率的目的。

晚上起夜喝水

中老年人起夜后要及时补充身体内的水分。中老年人肾脏收缩功能减退，容易夜间尿多，这就导致体内缺水，易使血液黏稠，心脑血流阻力加大，从而引发心脑血管病变。患有高血压、冠心病、脑血管硬化等疾病的中老年人，可在床头放一杯水，每次起夜后适量补充水分，来降低血液黏稠度，促进血液的正常循环。

特殊情况

特殊情况喝好水，如运动、生病、气候炎热时等（详见下一页）。

特殊情况喝好水

 运动前、中、后时段。运动会消耗大量水分，运动前、中、后时段均应少量多次补充水分。除了运动前要喝水，运动时每隔半小时也应适当补充水分，这对保持良好运动状态有很大帮助，可以减少意外发生的风险。

 开空调半小时后。空调房内空气干燥，容易造成人体水分流失，鼻腔等处黏膜处于过干状态，甚至可引发支气管炎。因此，在空调房停留超过半小时以后，就要及时补充水分。

 洗澡前。洗完澡后，很多人常常觉得渴，端起一杯水一饮而尽。殊不知，洗热水澡后身体受热，血管扩张，血流量增加，心脏跳动会比平时快，若喝水太快会对健康不利，因此应该小口慢饮一杯温开水。在洗澡前喝杯水，可以提前补充会在洗澡过程中流失的水分。

 吃粗粮时。粗粮含有大量膳食纤维，这些膳食纤维只有在人体水分充足的情况下，才可以保障肠道正常工作。所以在吃粗粮的时候，需要有充足的水分做后盾。

 坐飞机时。很多人坐飞机会有不适感，这可能与机舱内空气干燥有关。短途旅客可以在起飞前就开始喝水，飞行中再喝点儿水。长途旅客应至少每小时喝一次水。尤其是在冬天，机舱内温度高，身体易"隐形失水"，更需要补充水分。

 烦躁时。人有时候会出现烦躁的状态，表现为手心、脚心均有不同程度的发烫，是人体阴虚内热的表现。这种烦躁易导致体内失津，出现津液不足的情况，因此，人在烦躁时应注意补充水分。

孕妈妈。女性怀孕后，体内的血流量增加，需要大量水分。如果喝水过少，会导致代谢废物的浓度升高，增加尿路感染的概率，也会对胎儿不利。

炎热的夏天。夏季炎热，出汗多，有时汗流浃背，甚至满脸汗水，这时要及时喝水，为身体补充水分，以防中暑。

多风、干燥的秋天。秋天往往多风、干燥，在这样的环境中，身体的水分很容易丢失。因此，不少人会有眼睛发干发痒、鼻腔干燥、口干舌燥、干咳少痰、皮肤干痒等症状，还有的人会出现大便干燥、便秘等症状。这些症状的出现，主要是因为体内缺水，此时要注意补充水分。

寒冷的冬天。冬季寒冷，人们喜欢关紧门窗，从而易造成室内缺氧，这时人就会感觉到头昏脑涨，心肺疾病患者还会觉得呼吸困难。多喝水有利于氧气的供给，保持呼吸顺畅，维持良好的身体状态。充足的水分能保证机体良好的血液循环，避免冻伤。

特殊病情。例如尿路感染的人要多喝水，充分发挥水对尿道的"冲洗"作用，避免细菌繁殖。肾结石患者要多喝水，目的是加快尿液的排出，把在肾脏中沉淀和积聚的钙质、杂物排出体外，以防病情加重。痛风和高尿酸血症患者要多喝水，保持每天至少2 000毫升尿量，这样有助于尿酸排出，可稀释血液，降低尿酸水平。血脂异常患者，血液黏稠度增高、血流速度减慢，促使血小板在局部沉积，易形成血栓，多饮水有利于缓解血液黏稠的程度，保持体内血液循环顺畅。感冒、发热的人要多喝水，有助于提高抵抗力。便秘的人，多喝水有助于刺激肠道蠕动，软化大便，改善便秘状况。

喝水的注意点

不"牛饮"

"牛饮"指一次性饮水量过多。当人感到口渴的时候，说明细胞已经脱水了。有人习惯豪饮一番，这样喝水似乎很解渴，却对身体健康很不利。这种情况多发生于剧烈运动后，比如打完篮球或踢完足球后一口气能喝很多水；或者在较长时间没有喝水之后，习惯性地猛喝水；夏天气温高，身体缺水速度加快，很多人便一口气猛灌大量的水。

"牛饮"可能引起的后果有三：其一，使胃容量急剧扩大，远远超过胃肠道的传送和吸收能力，突然增加器官负荷，会影响消化功能，加重胃肠负担，稀释胃液，从而影响消化。其二，水分快速进入血液，会迅速稀释血液，血量增加，从而加重心脏的负担。如果心脏功能不好，尤其是患有冠心病的人就会出现胸闷、气短等症状，严重的可能导致心肌梗死。其三，喝得太快太急，会把大量空气一起吞咽，容易引起打嗝或是腹胀。"牛饮"对身体危害很大，应慢饮、少量、频饮。

并非饮水越多越好

饮水不足或过多都会对人体健康造成危害。如果短时间内大量喝水，人体会产生疲倦感、食欲降低、脑袋昏沉、呕吐等现象，这是因为过多水分稀释了血液，使全身细胞的氧交换受到了影响，导致大脑变得迟钝。可见，并非饮水越多越好。什么事都有度，喝水也是这样，以喝水后不胃胀、不难受为基本原则。

不要边吃饭边喝水

吃饭前口渴可以适当喝点儿水，但不宜在吃饭的过程中喝水，也不宜在饭后立即饮水，这样会冲淡胃液，增大胃容积，影响消化吸收，可在饭后30分钟再饮水。

慎喝淡盐水

有人认为喝淡盐水有益于身体健康，便晨起喝淡盐水，这对晨起补充水分来说非但无益，还是一个危害健康的错误做法。早晨是人体血压升高的一个高峰时段，喝淡盐水会使血压更高。

一般来说，运动员、农民、军人、矿工、建筑工人、消防员等身体活动水平较高的人群，在日常工作中有大量的体力活动，会经常出汗而增加水分、盐分的流失，要注意额外补充水分，同时需要考虑补充淡盐水。

不直接喝自来水

自来水不宜作为清晨的第一杯水。有人习惯清晨起来打开水龙头，直接接一杯自来水喝，这样的做法是不可取的。停用一夜的水龙头及水管中的自来水是静止的，这些水与金属管壁、水龙头金属腔室接触会产生水化反应，形成金属污染水，并且自来水中残留微生物也会繁殖，产生大量对人体有害的物质。所以有喝自来水习惯的朋友应予以纠正，以免损害健康。另外，存放在暖瓶里多日的开水、多次煮沸的残留水、放在炉灶上沸腾很久的水都不建议喝。应该喝一次烧开、放置不超过24小时的水。

定时排便，不憋尿

水喝多了，小便自然多了，大便也变得畅通了，有利于排出身体毒素。想小便或大便时，尽量不要憋。有了尿意老是憋着，不及时排尿，对健康是非常不利的。

正常排尿不仅能排出身体内的代谢产物，而且对泌尿系统也有洁净作用。憋尿时膀胱胀大，膀胱壁血管被压迫，膀胱黏膜缺血，抵抗力降低，细菌就会乘虚而入，不仅容易引起膀胱炎、尿道炎等泌尿系统疾病，严重者还会影响肾脏功能，导致肾盂肾炎等。这类感染一旦反复发作，能引发慢性感染，不易治愈。另外，憋尿还会增加患膀胱癌的可能性。所以，有尿及时排出，要养成上班前、下班前、出门前尽量上一次厕所的习惯。在公共场所需要留心，自觉想小便时，提前找公厕。另外，粪便里含有硫化氢、粪臭素等多种致癌物，在肠道里积存久了，就会被重复吸收，刺激肠黏膜，从而影响身体健康。

一天中一定要抓住便意较浓的两个时刻，一个是早晨起床后不久，一个是吃饭后。便意一般只会持续几分钟，一旦错过很难再捕捉到。早上实在没时间排便，可以调整到较空闲的晚上。吃完晚饭后散散步，对腹部进行顺时针方向的按摩，然后无论有无便意，定时去蹲厕所。但是，蹲厕所时间也不能太长，一般3~5分钟没有大便排出，就应该放弃。排便要养成习惯，尽可能做到每日清晨大便一次，将体内前一天的毒素排出，保持肠道通畅。

许多人喜欢边上厕所边看报或是玩手机，殊不知，这样一心二用会思想不集中，影响排便。排便时，不要分散注意力，不要有任何"私心杂念"，思维意识、神经系统和生理功能调配到一致的状态，才利于排便，以3~5分钟解决为佳。

秦教授贴心话

　　地震灾难抢救伤员的黄金时段为什么定在 72 小时？因为 72 小时以内抢救伤病员，成功率比较高，72 小时以后成功率会降低，人体在完全没有水分的情况下，一般只能生存 72 小时。所以，有水才有生命，人离不开水。

　　水是生命和健康的源泉，是我们生命中不可缺少的重要物质。喝水大有讲究，只有懂得科学饮水才能"喝出"健康。缺水会导致注意力不集中，对学习和思维能力有影响。特别是儿童和青少年处于生长发育的关键时期，饮水不足会对其行为、认知和精神产生直接影响。小孩子的渴觉机制尚未发育成熟，在学校时，自己感觉不到口渴就不喝，或者感觉渴了但因为忙着课间玩耍就忘记喝水。临床中，一个年仅 8 岁的孩子被诊断为骨质疏松，医生仔细询问了他的生活习惯，结果发现孩子平时只喝可乐，不喝水，从而造成钙流失。孩子处于生长发育的关键时期，饮水不足会对其行为、认知和精神状态产生直接影响。一位名老中医曾表明常喝可乐、咖啡可致骨质疏松。

　　某地级市在某次对青年人体检时发现，血检、尿检不合格的人中，转氨酶过高的人占 17%，血小板积压、尿酸、尿酮超标的人占 28%。有专家认为其原因是：饮水少或长期饮用汽水、可乐、含甜蜜素等化工产品的饮料；食用含酒饮品、膨化食品等。建议适龄青年减少碳酸饮料、不洁外卖和膨化食品的食用量。

　　我工作期间，有一位女大学生，经常用手按住胃。学生告诉我，她 2 岁时喝碳酸饮料多、吃零食多、吃方便面多，到小学六年级被检查出胃、十二指肠球部溃疡。后来经常胃病复发，头冒冷汗。经常过量喝含糖饮料，还会增加肥胖、龋齿的风险。大量饮用饮料可导致患肥胖以及骨质疏松、心血管疾病、糖尿病等风险增加。

　　江苏某位百岁老人健康长寿的秘诀中有一条，就是经常喝白开水。喝水要喝白开水，白开水对人体健康有利。太凉或太烫的水都不适宜饮用。喝太凉的水，会刺激肠胃。中医肾病学专家邹教授，80 多岁的她眼神清亮，面容饱满红润，思路谈吐敏捷，看上去像 60 多岁。邹老做脑 CT 检查时，医生惊讶地发现，她的大脑和年轻人一样充盈饱满，完全不像是 80 多岁老人的大脑。如果说她有什么保养秘诀，其中一条是不吃冷食，因为"胃喜温不喜凉"，冰冷食物很伤胃。五谷营养，都要靠脾胃来吸收运化。所以保护好脾胃很重要，喝水不要喝太凉的水。

适量喝水对身体健康好处多多。一位林先生说，他清晨7点多醒来，第一件事就是把床头柜上保温杯里的大半杯水喝下去，通常他在睡前半小时喝一小杯水，夜里小便后喝一小杯水。这三杯水有稀释血管中黏稠血液的作用，对有心脑血管病的患者来说，可能就是"保命水"，因为很多心脑血管疾病的突发，都与血液黏稠度增高有关。

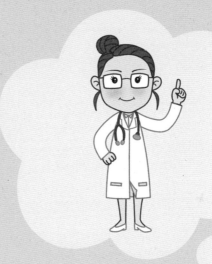

秦教授的"小黑板"

喝足水，生命有保障

水是生命的源泉，七大营养素之一；
喝水首选白开水，饮料不能代替水；
不等口渴才喝水，时时主动多喝水；
晨起空腹一杯水，降低血液黏稠度；
睡前记住喝杯水，预防血液变黏稠；
午睡起来喝杯水，是给身体补充水；
晚上起夜喝点水，是给身体添加水；
随时随地储备水，一直带着水杯走；
随时随地都喝水，不愁身体缺少水；
定时大便不憋尿，及时排出身体健；
只要每天喝足水，健康长寿伴随你。

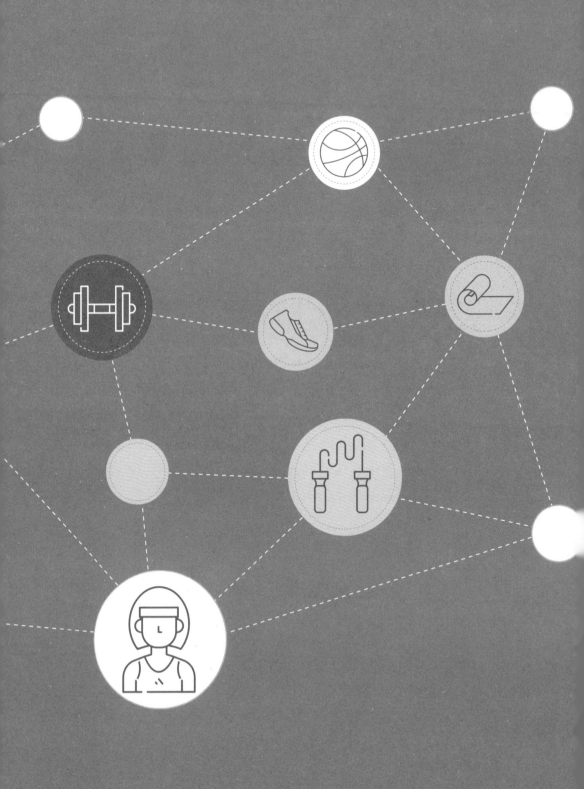

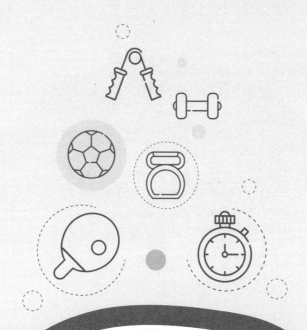

第四章
适量运动是健康的保证

运动和膳食平衡是保持健康体重的关键。各个年龄段人群都应坚持每天运动，维持能量平衡，保持健康体重。"劳其形者长年，安其乐者短命"，劳动能促进生命的运动，使人延年益寿；相反，过于安逸，不爱运动会对健康不利。"动能生阳"，运动是对阳气的激活，人体的阳气得到升发，各方面的机能就会被充分调动起来。动则不衰，动则延年。

运动是良医

目前，我国 18 岁及以上成年人超重和肥胖率已超过 50%，6~17 岁儿童、青少年超重和肥胖率已接近 20%，6 岁以下儿童超重和肥胖率达到 10%。"流水不腐，户枢不蠹"，意思是常流的水不发臭，常转的门轴不遭虫蛀。经常运动，生命力才能持久，人体才有旺盛的活力。动则不衰，运动能带给人健康的身体和良好的心态，让身心永远年轻。

国民普遍缺少运动

关于运动锻炼，很多人会说没时间、没条件，其实锻炼不一定非要办健身卡去健身房，也不用特意安排时间，每天上下班或者买菜购物的时间就可以。距离近的直接走着去，距离远的可以走到地铁站、公交车站坐车。这段走路的时间就可以消耗热量、锻炼肌肉，而且与单独安排的健身相比，这种融合在生活细节中的锻炼更容易养成习惯。

还有很多人即使锻炼，也不能够坚持，所以运动效果不明显。健身贵在坚持，这就需要毅力，让自己能够养成习惯。其实这在行为学方面是一个习惯问题，一个行为坚持3周就能形成初步习惯，坚持3个月就能形成稳定习惯，坚持半年就能形成牢固习惯。所以，运动要坚持，才能有效果。

"水停百日要生毒，人闲百日要生病"。均衡的营养能够使生命的"陀螺"维持转动，而运动是生命"陀螺"的原动力，各年龄段人群都应该每天保持适量的运动。

不能成为"久坐族"

除了睡觉外，长时间坐着或者躺着都称为"久坐"，久坐仅消耗较少的能量。在学习或工作、出行或休闲时，都可能存在久坐行为，如躺着或坐着看电视、玩电子游戏；驾驶汽车或乘车旅行；坐着或躺着看书、写字、用电脑工作等。久坐不动的工作与生活习惯已成为现代人的一种生活状态，正悄无声息地危害着人们的健康。

久坐不动，会使身体脂肪堆积，同时会增加很多疾病的患病风险，如增加糖尿病、骨质疏松、脂肪肝、慢性肾病的患病风险，促使可怕的血栓形成等。久坐不动对人体造成的危害是全方位、渐进式、悄然发生的，是令人浑然不知的"隐身杀手"。

工作时，每小时起来活动一次，每次活动几分钟，如爬段楼梯、伸伸胳膊或拍拍腿，哪怕在房间里走上几圈也好。对不能起身工作的人，不妨两脚在地上前后来回擦动或抖抖腿，以增加腿部血流量，这些小小的改变都可以大大降低慢性病的发生风险。

为什么要运动

运动可以增强体质，改善健康状况。不同形式的运动会使身体产生不同的反应，有氧耐力运动对健康更有益处。每个人都应该把身体活动当作重要的日常指标，融入工作和生活中。运动对健康的益处简单总结如下：①增强心肺功能。②改善血脂、血压和血糖水平。③提高代谢率，增加胰岛素的敏感性，改善内分泌系统的调节。④提高骨密度，预防骨质疏松。⑤保持或增加肌肉量，减少体内脂肪蓄积，防止肥胖。⑥调节心理状态，减轻压力，缓解焦虑，改善睡眠。⑦改善脑功能，延缓老年认知功能下降的情况。⑧肌肉力量的训练对骨骼、关节和肌肉有强壮作用，有助于延缓老年人身体运动功能的衰退。⑨降低肥胖、心血管疾病、2型糖尿病、某些癌症等慢性病的风险。⑩有助于儿童长高、长壮。

健康体重是多少

体重是评价人体营养和健康状况的重要指标。

我们通常采用体质指数（BMI）来衡量自己的体重是否正常，它的计算方法是用体重（千克）除以身高（米）的平方，成年人的体质指数（BMI）判定如下表。

成人体重判定表

分类	BMI
肥胖	BMI ≥ 28.0
超重	24 ≤ BMI<28.0
体重正常	18.5 ≤ BMI<24.0
体重过低	BMI<18.5

健康成人的BMI在$18.5\sim23.9kg/m^2$之间。肥胖不但影响身材，更是健康隐患。65岁以上老年人的体重和BMI应该略高，老年人适宜的BMI范围为$20.0\sim26.9kg/m^2$之间。除此之外，还要重视腰围，预防腹型肥胖，建议男性腰围不超过85cm，女性不超过80cm。

科学运动

将运动列入每天的日程表，培养运动意识，有计划地安排运动，循序渐进地增加运动量。不同的运动形式，锻炼的效果也不尽相同。运动和食物选择一样，也要多样化。

选择适合的运动

大家耳熟能详的运动除了强化肌肉的抗阻运动，还有慢跑、骑自行车、游泳、打乒乓球、跳舞、瑜伽、打太极拳、跳绳及各种广播操等，这些都属于有氧运动，对防治疾病、养生保健有较好的效果。所以，要了解这些运动的特点，找到适合自己的运动组合方式。

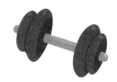

抗阻运动

抗阻运动指肌肉在克服外来阻力时进行的主动运动。阻力可来自他人或器械（如哑铃、沙袋、弹力带等），可改善移动能力和平衡能力。

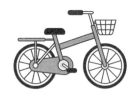

骑自行车

骑自行车是一项很好的全身有氧运动，可以加速血液循环，使心肺功能得到提高。此外，自行车运动是异侧支配运动，可以提高神经系统的敏捷性。两腿交替蹬踏可使左、右侧大脑功能同时得以开发，两腿依次运动能有效提高神经系统对下肢的管理准确度，防止其偏废和早衰。下肢的肌力在锻炼过程中也会得到加强，也可强化全身耐力。

经常运动对减轻心理压力及改善不良情绪有益。特别是在进行户外骑行的时候，人们精神专注，沿途还可以欣赏一些景观。在骑行路线的选择上，可选择那些风景优美、空气污染较轻的路段。

骑自行车时，应注意放松上身，以免引起肩颈痛。同时身体也不宜压得过低，否则易影响正常的呼吸。另外，需注意，男性经常长时间骑自行车，易引发前列腺肿大和发炎等问题。

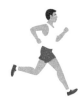

慢跑

慢跑是一项非常好的有氧运动，能有效锻炼心肺功能，也有助于控制体重，防治"三高"。经常坐在电脑前的人或多或少都会有一些颈椎、肩部的问题，慢跑姿势要求背部挺直放松，长期坚持会对颈椎及肩部的不适有缓解作用。

慢跑前，要适当做一些伸展运动，把身体各关节充分活动开，特别是在寒冷的冬季，更要注意做好准备活动。这样可有效防止因肌肉僵硬而造成肌肉组织拉伤的情况。运动强度应该循序渐进。

游泳

游泳是一项全身性的运动，能使肢体肌肉得到全面锻炼，还能强化心脏功能，增强肺活量，对促进全身血液循环和增强体质十分有益，也是减肥塑形的好方法之一。

游泳虽是一项有益的运动，但对于心血管疾病患者来说并不适合。这类人群的心血管通常都有不同程度的堵塞，心肌已相对缺血，游泳时易造成更加严重的心肌缺血，从而增大心肌梗死的风险。

打乒乓球

乒乓球运动是一项集力量、速度、柔韧性、灵敏和耐力为一体的球类运动，对身体素质的要求不高，适应人群比较广，是男女老少都适合参与的健身运动。

与其他有氧运动相比，打乒乓球有以下三个突出的优点：①打乒乓球时，全身肌肉皆能得到适宜强度的锻炼。②打乒乓球时手脚紧密配合，能够有效锻炼身体的协调和平衡能力。③打乒乓球还能增加球友间的友谊，更具趣味性。

应注意的是，老年人以及代谢综合征、心脑血管疾病患者，打乒乓球时应量力而行，不宜长时间参与较为激烈的乒乓球比赛活动。

跳舞

舞蹈是人类的一种艺术表现形式之一，它不仅可以表达思想，抒发情感，还可以锻炼身体，调节情绪，起到防病治病的作用。

通过舞蹈健身，可以矫正人们不良的姿势、不好的形体、不正常的呼吸，能有效增强心肺功能，调节新陈代谢，安神促眠。部分失眠者常情绪不稳定，有兴奋、抑郁、亢进、低落、多愁善感、紧张、懊丧等表现，通过舞蹈这项全身运动，可使失眠者感到轻度的疲劳，从而使情绪安定平和，有益身心。

广场舞作为一项群众自发组织发展起来的体育健身活动，受到越来越多中老年人的喜爱。跳广场舞既能活动筋骨、锻炼身体，又可认识不少朋友，丰富生活内容。

应选择地面平整防滑的场地跳舞，还要随温度调整衣服的薄厚，衣服宜宽松利于活动。可选择一双专业舞蹈鞋或松软一点儿的散步鞋，老年朋友不宜穿高跟鞋练舞，以防扭伤或骨折。舞蹈开始前也应进行基本的热身运动，结束后不宜立即大口饮水、随地而坐，应散步片刻，让肢体慢慢放松。

太极拳

太极拳轻松柔和，不拘不僵，有利于放松身体，适合不同年龄、性别和体质的人进行锻炼，尤其是对体弱和患有慢性病的人，更是一种较好的体疗手段。长期打太极拳能够有效防治各种慢性病，对心脑血管疾病、高血压、糖尿病、骨质疏松、神经衰弱、失眠等都有较好的预防和治疗效果。

打太极拳须注意以下两点：①要学习掌握正确规范的动作要领。打太极拳容易，而要打好太极拳则不容易，太极拳运动的要求较高，要领比较难把握。建议在专业人士指点下练习，否则不得规范要领，则无法达到较好的养生保健效果。②持之以恒，不急于求成。打太极拳属于运动量较小的有氧运动，其健身效果要日积月累方能显现。实践表明，太极拳有助于慢性阻塞性肺病的康复，是传统肺康复锻炼比较合适的代替方法，甚至可以获得更好的远期效益。

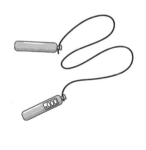

跳绳

　　跳绳是一项涉及全身的运动，运动量视个人体能而定，跳绳速度快慢均可。跳绳除了拥有运动的一般益处外，更有很多独特的优点：器材简单，只需一条绳就可进行；所需的活动场地范围较小；参与人数不限，可单独一人进行，亦可两人甚至多人一起参与等。

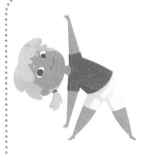

广播操

　　广播操是一种徒手操，不用器械，只要有限的场地就可以开展，通常跟随广播进行锻炼，也可以用口令指挥节奏。做广播操是有氧运动，也是一种全身性的运动，可以有效活动筋骨、疏通血脉、锻炼肌肉、放松心情、消除疲劳，有助于保持充沛的精力和体力，对锻炼身体的柔韧性和协调性有很大的帮助，可以使身体得到全面锻炼。

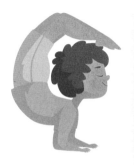

瑜伽

　　瑜伽是一种能让身心都受益的运动，包括调身的体位法、调息的呼吸法、调心的冥想法等，通过练习达到身心合一。研究表明，练瑜伽可以大大改善患者的心理、生理、情感和精神方面的状态，缓解焦虑、抑郁、沮丧、紧张等负面情绪，是一种能让身体、心灵与精神和谐统一的运动方式。

走路

　　走路简单易行，既不需要任何体育设施，也不需要指导老师，强身效果又好，而且几乎没有经济成本。不论男女老少，不论年龄大小，什么时候开始这项运动都可以。目前走路已成为全球流行的保健运动。

　　中医认为，"走为百练之祖"，可见走路与健康有着密切的关系。人体的五脏六腑无不与脚有关，每天通过行走可以刺激全身的经络和穴位，帮助人体畅通经络气血、通利关节，起到调节脏腑功能的作用。

　　每个人都可以根据自己的实际情况，制订适合自己的健身计划。例如健康的年轻人和中老年人，可以走得稍快一些，防病健身效果可能会更佳。体力稍差的中老年人，速度可以放慢一些，走的时间稍长一些，也同样能取得较好的防病健身效果。身材较瘦弱的人，可以走得慢一些，时间短一些，避免过多的消耗，每周走 4~5 次即可。疾病恢复期的人，一定要走得慢一些，时间更短一些，而后再视情况增减运动量等。总之，要想通过走路运动获得良好的养生保健效果，关键是要符合自己的实际情况。

　　30~50 岁健康的成年人走路速度：女性一般在 4.5~6.5 千米 / 小时，男性一般在 6.0~7.0 千米 / 小时。60~70 岁以上的老年人走路速度：女性一般在 2.5~4.5 千米 / 小时，男性一般在 3.5~6.0 千米 / 小时。

　　走路时，建议穿上一双适合步行的鞋子，宜选择舒适、透气、宽松、有弹性和缓冲能力较好的运动鞋；服装宜选择宽松、透气、有弹性的运动类服装。避免在上下坡行走或上下台阶走，因为在这些路段行走会使膝关节承受的压力加大，膝盖部位容易受伤。

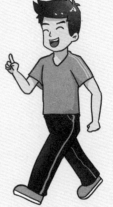

快步走

快步走是指以中等强度的速度行走的运动方式。快步走可以感觉到呼吸速度和心跳明显加快，用力但不吃力，如同匆匆忙忙赶公交车一样，可以随着呼吸的节奏连续说话，但不能唱歌。另外，走的过程中尽量昂首挺胸，因为保持这个姿势就会要求身体的其他肌肉绷紧，有助于加强对肌肉的锻炼。另外，行走时步子要迈开，配合呼吸，把胳膊动起来，左右手臂可以较大幅度摆动。动作规范，才能收到好的效果。

避免损伤

尽管大家运动的形式不尽相同，但不管什么样的运动，都要避免运动中可能发生的风险，做到科学运动，避免受伤。

适量运动，每日至少进行30分钟的运动，必须循序渐进，运动过度易导致体力透支。从中医角度看，过度运动会出汗过多，不但耗阳，更耗阴津。运动要做到适度，以运动后不累、自觉轻松为好。

每次运动前应先做些准备，不能空腹运动，运动量应逐渐增加。根据天气和身体情况调整当天的运动量。运动后不要立即停止活动，应逐渐放松。日照强烈、出汗多时，要适当补充水和盐。步行、跑步时应选择安全平整的道路，穿合适的鞋袜。肌肉力量锻炼时避免阻力负荷过重，应隔天进行。运动中如果出现持续加重的不适感觉，应停止运动，及时就医。

做什么事都要适度，如果锻炼不当也会对身体产生一定的危害，例如膝关节损伤十有八九与运动过量有关。

老年人应该寻找适合自己的运动方式，通过有针对性的锻炼，可以显著降低跌倒的风险，比如动态及静态的平衡练习、核心力量的练习、下肢力量的练习、柔韧性练习、协调性练习等。

慢性病患者的锻炼活动应在医生的指导下进行，在运动前应进行必要的医学检查，以排除与疾病相关的禁忌证。一般情况下应选择中等及以下的运动强度。除了部分慢性病的初发阶段（比如高血压初期），锻炼与药物治疗应同步进行，不能轻易断药。患者应在医生的指导下，学会在锻炼过程中对生理体征进行自我监控，随时保证运动的安全性。病情较重的患者运动时，需要有人陪伴。

秦教授贴心话

被尊为"医学之父"的古希腊名医希波克拉底说："阳光、空气、水和运动，是生命和健康的源泉。"可见阳光、空气、水和运动对于生命和健康的重要性。

在奥林匹克运动会的发源地、世界文明古国之一的古希腊，人们始终崇尚体育运动和人体的自然美，不论绘画或雕塑，处处洋溢着青春活力和至纯至善的美。在蓝蓝的爱琴海旁的山崖上，至今保留着古代的岩刻："如果你想强壮，跑步吧！如果你想健美，跑步吧！如果你想聪明，跑步吧！"体育运动能够改善生活质量，提高人类寿命，并在很大程度上有效地预防高血压、冠心病、脑卒中、糖尿病、骨质疏松症等主要慢性非传染性疾病，除此之外，运动还有帮助减肥和调整神经系统功能的作用。

在公园里，每天都能看到老爷爷、老奶奶认真地锻炼身体，他们的动作虽然简单，但总是一丝不苟。我见过一位老者，开始每天坐着轮椅在公园里转；后来推着轮椅走；再后来轮椅放在一旁，撑着拐杖自己走；再后来，拿着拐杖自己走……每当看到他的进步，我都感到很惊讶，也很为他开心。

一位老作家从年轻的时候就养成了长年坚持散步的习惯。他年过八旬后，仍目光炯炯，气色很好。他认为，人老往往先从腿上老，年纪越大越要坚持不懈地走路，锻炼腿部。他每天早早起床，下楼在院子里先慢跑一会，回来喝杯牛奶，再出去散步，天天如此。

一位影视表演艺术家对体育运动的热爱源于小时候的一场疾病。在他9岁时，因小儿麻痹症，一条腿肌肉萎缩。在父亲的鼓励、督促下，他坚持快走、做健身操等体育锻炼，久而久之，他的患腿功能逐渐恢复，直至痊愈。这件事在他心里播下了一颗种子，从此他成了一名体育运动爱好者，成为演员后，对体育运动的热爱也始终未减弱。

林先生曾经是个肥胖患者，血脂异常（甘油三酯高、高密度脂蛋白胆固醇低），出现脂肪肝，血糖也不稳定。林先生开始坚持快步走，随身携带计步器，见缝插针，利用候机、等地铁等一切或整或碎的时间，每天走一万步，每餐吃八分饱，并且减少食肉量，现在，他身体的各项指标都已经转为正常，这都得益于他改变了不健康的生活方式。

一位40多岁的朋友身高1.77米，体重105千克，体检时发现有高血压、重度脂肪肝。他想到年迈的父母、一双活泼可爱的儿女和深爱的爱人……深感责任重大，于是下定决心锻炼身体。开始因为胖，只能慢慢散步，渐渐由散步变成慢跑，并在健身教练的指导下开始锻炼，坚持锻炼一年多，功夫不负有心人，最终成功减重，各项指标也恢复正常了。

在很多老人心目中，长寿之道，既神秘又奥妙，其实长寿的秘诀就是"坚持自己的事情自己做"。"坚持自己的事情自己做"，贵在"坚持"，尤其对于高龄老人，在平时生活中，只要身体状况允许，"坚持自己的事情自己做"，益处多多。

年纪较大，体力较差的老人可以进行轻度的锻炼，做些小事情。自己的事，只要自己做得动，就自己做。老人要常活动活动筋骨，平时常揉揉腿，揉揉肩，揉揉肚子。双腿要勤走动，在室外活动有困难的老人，在家里走走转转也是好的，老是坐着不活动对健康不利。喜欢运动的人，血糖、血脂、血压一般都比较正常。一位老爷爷腰板硬朗，走起路来雄赳赳，气昂昂，体检各项指标都正常，血压、血脂、血糖都不高，而且他还感到每天锻炼腿有劲，精神爽。

我曾在医院诊室外看见一位等候治病的老爷爷用手和脚配合在原地运动；在公交车上也经常看见有老人做手梳头、搓耳朵运动；还有一次在火车上，我看见一位中年女乘客上车坐好后，随即用双手拇指按摩太阳穴……运动其实并不需要专门去做，随时随地，活动一下，对我们的身体健康都有好处。

笑星王老先生，他的养生之道就有一条——"常跑跑"。这里的"跑跑"是指散步。他觉得经常跑跑是一种很好的锻炼，使人筋骨好，促进新陈代谢，对身体有好处。他经常出现在车站、超市、菜场，每天少则数千步，多则万步。

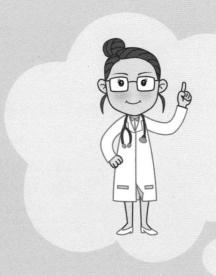

秦教授贴心话

运动不仅对身体健康有好处，对心理状态的调整也有很好的效果。87岁的盛奶奶，刚退休就不幸遭遇车祸，造成身体多处骨折。疗伤的日子里因滋补过度及药物的副作用，身高1.58米的她体重由原来的46千克猛增到了63千克，糖尿病等多种疾病也集中爆发，心情变得很糟糕。在儿子的建议下，她开始帮儿子送杂志，每天挤车、赶车、赶路、找门牌，匆匆忙忙半年多的时间，她的体重减少了10千克左右，后来，她索性放弃了坐公交车，开始步行，享受走路的乐趣，在大街小巷里穿行，并且总结出了运动要点：挺胸、收腹、大步走。慢慢地，她的身体各项指标均恢复正常，还开启了自己的第二人生。

一位老年人，在妻子去世后，深深地陷入痛苦中……儿女看在眼里，急在心里，后来在大家的劝说下，他与朋友结伴骑自行车旅游。从江苏的南京出发，到东北、海南、新疆等地，不仅体重得到了控制，也渐渐从失去另一半的痛苦中走出，重新振作精神，面对现实，快乐地生活。

一位老年女性朋友，在家里老是想一些不愉快的事，总是觉得浑身不舒服，事事不如意，整天闷闷不乐。后来她与广场舞结缘，跳舞使她忘掉烦恼。在音乐的伴奏下，既能欣赏音乐，陶冶情操，又能排解精神压力，对预防各类疾病都有好处。由于她长期坚持，练就了曼妙的舞姿，轻盈的舞步，体质也增强了。舞蹈可以使潜在于内心的焦虑、抑郁、愤怒、悲伤等不良情绪充分释放，使心理创伤得到化解和消除。

一位朋友1995年突发腰椎间盘突出，在医院治疗后，未见明显效果。后来有了游泳条件，于是下决心学游泳。这一游就是20多年，对腰椎间盘突出的恢复效果明显，多年来没犯过。

有位朋友有颈椎病，找了很多医生，也用了各种办法，病情一直反反复复。后来她喜欢上走路，每天走一个小时，结果颈椎病居然好转了不少。她很奇怪，走路只是锻炼腿部肌肉，怎么脖子上的问题也解决了。其实道理很简单，运动提高的是身体整体水平。在走路过程中，对身体整体状况的改变是非常大的，包括颈椎乃至皮肤，都是运动惠及之处。

有位影视表演艺术家喜欢跳舞，一跳就是几个小时。她说，要健康自然离不开运动。跳舞是一种轻体育运动，很适合中老年人。每次跳舞的时间可根据自身体质来控制与掌握。

一位老年朋友在养生上很有一套，其中很重要的就是"常锻炼"。她每天都要压压腿，弯弯腰，活动活动身子骨儿。她深感不活动，身子就发紧，活动开了，浑身就舒服。谈到运动，老人表示没有定式。看电视、上下班时都能运动。看电视久了，可站起来做跳绳状；上下班可多走几站路；工作累了，可以用鼻子贴着墙壁蹲下站起。老人说："人体需要运动，但也不能乱运动。平缓的、有规律的、持续性的有氧运动较为适宜。"老人还把干家务活儿当成锻炼身体的手段，如擦地、擦家具、洗衣服、和面、炒菜、包饺子等。

116岁的长寿老人罗奶奶喜欢运动。她说："年纪大了，要想身体好，就要自己稳重地、慢慢地加以锻炼，这样才能长寿。"

一位朋友70多岁，在和同学的旅游途中，处处照顾同学，如帮助同学拉箱子、搀扶着同学上下台阶；帮助早餐饭店老板送餐到顾客就餐处……另外，还将瓶装水搬运上车，身体如此壮实，真像位小伙子。他告诉大家，他的身体之所以这样好，是因为多年一直坚持锻炼。

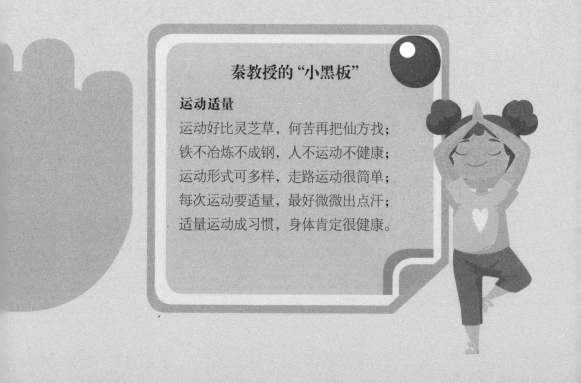

秦教授的"小黑板"

运动适量

运动好比灵芝草，何苦再把仙方找；

铁不冶炼不成钢，人不运动不健康；

运动形式可多样，走路运动很简单；

每次运动要适量，最好微微出点汗；

适量运动成习惯，身体肯定很健康。

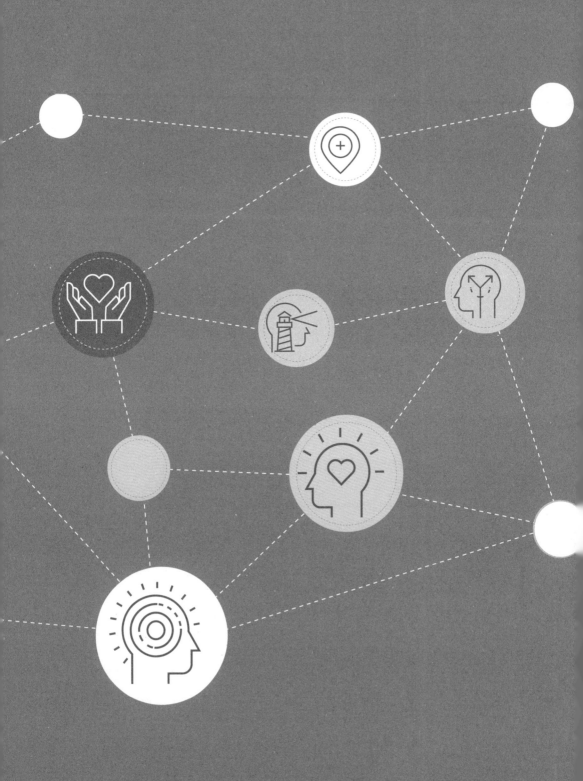

第五章
良好的心态是健康的关键

好心态是人生中不会被剥夺的财富，是健康长寿的一大法宝。我们不能左右天气，但是我们能改变心情；我们不能操控别人的态度与看法，但是我们能掌控自己的心态。常言道"你的心态就是你真正的主人"，心态决定命运，掌握良好的心态，把握自己的人生。

要想身体好，首先心态好

人的寿命与心态有很大关系，心态的好坏在人的衰老过程中起着很重要的作用。心态好，就等于掌握了调节健康的钥匙，能把全身各系统的免疫力充分调动起来，形成极为强大的抵御疾病的阵势，中医讲的"正气存内，邪不可干"就是这个道理。

什么是心态

心态是心理的状态。大量研究表明，人的心理状态会给生理健康带来很大影响。生活中很多看似生理方面的疾病，其实可能是由心理因素引起的，所以，很多疾病的治疗，不能仅仅依靠药物，还需要辅以心理疗法，综合治疗才能有效。乐观、积极、阳光等带有正能量的心态都属于好的心态。

好心态可体现在方方面面，如平时遇事不急不躁，表现沉稳、平和；凡事想得开，无论遇到、见到、听到什么不愉快的事情，能做到心平气和，不发火；

看到别人进步了，不眼红，不嫉妒。情绪是生命的指挥棒，人要驾驭情绪，而不应被情绪驾驭。良好的情绪是维持健康的"灵丹妙药"。

"春有百花秋有月，夏有凉风冬有雪，若无闲事在心头，便是人间好时节。"一个好的心态，可以使人乐观豁达，使人战胜面临的苦难，使人淡泊名利、心平气和。人无法阻止生理年龄的增长，但心理年龄是我们通过调节心态可以控制的，就是在渐老的外表下保持一颗相对年轻的心。心不老，人就不老。

心态好，身体好

要想身体好，前提是心态好。据调查，很多百岁老人的生活方式和习惯五花八门，但有一点是相同的，这些老人始终保持着乐观的心态。百岁老人的生活满意度和快乐感都比一般人高，当问及"不论遇到什么事都能想得开吗"时，约 2/3 的百岁老人给出了肯定的回答。国内外长寿的百岁老人以自己丰富多彩的人生经验告诉我们：保持正直、豁达、乐观、快乐、积极平和的心态，是促进健康长寿的法宝，快乐与健康天然相连。所以生活品质的优劣，也取决于自己的心态。拥有良好的心态，便觉得生活到处充满阳光。要想健康，要想身体好，前提是心态好。

许多冠心病患者就是由于不良情绪的刺激而出现心绞痛和心肌梗死，甚至导致突然死亡；情绪波动大易导致高血压，严重的可引发脑卒中、心力衰竭、猝死等。暴怒、焦虑、悲伤等情绪可能会使得血糖浓度升高，引起机体代谢功能紊乱。因此，保持良好的情绪，对于身体健康很重要。

如何培养好心态

积极的心态对于幸福生活是很重要的。积极的心态有助于在负面情绪出现时，及时将之转化为正面情绪，促进身体健康。拥有积极的心态，不仅对身体健康有益，而且能拓宽和激活人的认知能力，对提升创造力、专注力和学习能力也有帮助。正面的情绪还能提高人们应对困难的能力，帮助人们快速从消极事件中恢复过来，变得更加抗打击，不容易被"创伤"和痛苦击倒。在一项测试抗打击能力的实验中，参与者需要在压力下完成任务。实验结果表明，所有参与者都有焦虑的反应，但抗打击能力强的参与者能更快恢复到镇定的状态。

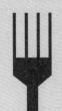

良好的心态
靠自己创造

走过了数载春夏秋冬，见过了太多的大事小情，人们懂得了只有拥有好的心态，才能享受美好的人生。好的心情不用乞求别人的施舍，而是自己给予的。不是年轻才快乐，而是快乐才年轻。

保持年轻的心

年轻不仅指人的年龄小，也是讲人应该有一颗年轻的心。拥有年轻的心，对人生有热情、有渴望，充满了对生活的热爱和向往。心若年轻，岁月不老。对于中老年人来说，怎样保持年轻的心态呢？这里分享给大家一个诀窍：这一生中，觉得什么时代最愉快，就保持那个时代的心态。

从世俗眼光看，"俏"似乎是青年人的"专利"，中老年人则不适合打扮。其实，爱美是人的天性，是热爱生活的表现。人的年龄大了，形体开始衰老，而通过打扮，会使人产生愉悦感，增加自信心和活力。人的心情愉快，就会促进某些激素、酶等物质的分泌和调节，血液循环更通畅，免疫系统功能和抗衰老能力也会增强。

如果人的年龄大了，心态也随之"老"了，变得暮气沉沉，畏缩不前，会对身体不好。所以，老年人不妨"老来俏"，当然，这不等于要浓妆艳抹，重要的是打扮出个性和风度，"俏"出生命活力，"俏"出生活底蕴。愿所有中老年人都能保持一颗宁静的心，微笑向前，善待暮年的自己，从内而外活成自己喜欢的模样。

遗忘过去，立足当下

人生在世，忧虑与烦恼也会像欢笑与快乐一样伴随左右。如果一个人整天胡思乱想，总把没有价值的东西深藏于脑，反复思虑纠结会对身体很不利。尤其是中老年人，不要沉湎于过往的懊恼、悔恨之中，要及时清理心里不愉快的情绪，才能过得轻松、快乐和洒脱。

人生有顺境也有逆境，有巅峰也有低谷，不因顺境或巅峰而趾高气扬，不因逆境或低谷而垂头丧气。当自己改变不了环境时，可以试着改变自己；当改变不了现实时，可以试着改变自己的态度；当自己改变不了过去时，可以用改变现在来证明自己。我们不能预知明天，但可以把握今天。

人生的悲欢离合，酸甜苦辣，皆系于心。人的心灵是脆弱的，需要学会给心灵"松绑"。常自我激励、自我表扬，会使心灵轻松快乐。给自己营造一个温馨的港湾，为自己疲惫的心灵做做"按摩"，使心灵的各个"零件"经常得到维护和保养。

有追求，勇往直前

追求是人的精神支柱，为了实现自己的目标，人们会努力安排好工作、学习、生活，有自豪感、价值感，对未来充满憧憬，能冷静而又理智地对待得与失、成与败，不会为日常生活中的一些烦恼而过多忧愁，始终保持乐观的态度。

上了年纪的人，可能会觉得生活一下子少了奔头，尤其退休后，每天似乎没有了生活追求和目标，认为人生的黄金阶段结束了，常有无聊感、无奈感。而患有慢性病的老人，行动不便，整日待在家里，更会觉得生活缺乏动力和乐趣。

对于中老年人来说，给自己设定人生目标十分重要。设定人生目标，可以延长生命的长度、宽度和厚度，将自己的意志集中在明确的目标上。人总是感到有事可做，这就等于给生命注入了活力。

生活目标之所以对人生影响深远，首先是因为有目标让人变得充实，避免心理危机的发生。研究显示，没有生活目标、缺乏动力的人更容易患上抑郁症，而有目标的人不会因为失落感或某一次失败而颓废。其次，拥有生活目标的人会给自己一些压力，适度的压力让人的心态更积极。有目标还会让生活紧张而充实，减少了寂寞感乘虚而入的机会，可以舒缓情绪。有目标的人生活幸福感会提升，特别是当目标实现时，满足感让人体会到人生的价值，生活品质也大大提升。只要积极向前，路自然为你打开。

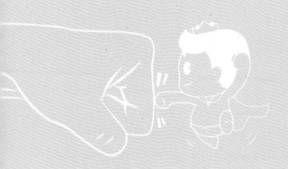

充满自信

古往今来，许多人之所以失败，不是因为无能，而是因为不自信。自信是一种力量，更是一种动力。不自信的时候，很难做好事情；而什么也做不好时，就会更加不自信，从而形成恶性循环。若想从这种恶性循环中解脱出来，就要树立牢固的自信心。

从心理学角度看，自信是衡量健康状态的重要标志，有利于健康长寿。从医学角度讲，信心有助于激活免疫力，促使体内分泌更多有益于健康的激素、酶类和乙酰胆碱等，使免疫系统和各器官功能调节到较佳的状态，从而增强人体免疫力，令人的精神处于比较平稳的状态，使内分泌和免疫系统维持正常的功能，促进血液循环，对身体健康起着重要的作用。无论是儿童、青少年、成年人还是中老年人，都要有自信，自信会给我们带来心灵上的快乐和身体上的健康，让我们活得朝气蓬勃，积极向上。

笑不花钱，但很值钱

不管是年轻人，还是中老年人，一定要自寻其乐，常与人交流，不把烦恼的事情放在心上。每天保持一份好的心情，经常发自内心地笑，对我们是很有好处的。有句老话"笑一笑，十年少"，大笑能够使心率加速，促进血液循环。

临床发现，生活中爱生气又不擅长表达的人，神经系统长期处于高度亢奋和紧张状态，特别是女性，易导致乳腺癌和卵巢癌的发生。有气别忍，憋气则气结，气结则病生。人不可能不生气，但遇到"气事"，要学会"通气"，多方吐露，一吐为快，快吐为安，才可以在悠长岁月里活得轻松又自在。

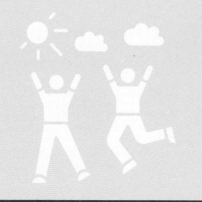

广交朋友

追求友谊是人的天性，在交友的过程中，要真诚，互相尊重，不管对方是什么学历、什么职业，都应保持尊重。友谊的基础是相互尊重，友谊的核心是真诚。

邻里间、同事间、同学间、亲戚间，都可以交朋友。碰到什么苦恼、难解的事情，可以和朋友讲一讲，比闷在心里好，以免久而久之，郁闷成疾。

对待朋友也要大度一些，宽容一些。与人方便，就是待己仁厚。人心是相互的，人心如路，越计较，越狭窄；越宽容，越宽阔。宽容，貌似是让着别人，实际上也是给自己的心开拓道路。

养学识、养志气

无论是年轻人，还是中老年人，不仅要养身体、养精神，更要养学识、养志气。养学识、养志气是为了更好地养身体、养精神，它们是互补的关系。

多读书是养学识、养志气的好方法。书是人类进步的阶梯，阅读能开拓视野，提升修养，不断充实自己，还会带来心理上的愉悦，对健康很有帮助，这对中老年人来讲尤为重要。俗话说："活到老，学到老。"当今社会，日新月异，瞬息万变，只有不断学习，才能与时俱进。此外，学习的过程中需要动脑，大脑是人体的"司令部"，如果大脑迟钝了，身体各器官的生理功能当然也不会旺盛。因此，大脑要经常"动"，才能更灵活、更健康。

根据个人的兴趣爱好和实际需要，选择对自己有帮助的书，努力充盈自己，丰富身心。在知识的熏陶下，会遇见更好的自己，更有底气、更加从容地应对人生的坎坷与荆棘。让学习成为一种生活方式，无论多忙，也要去探索、拥抱新知识。

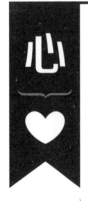

培养兴趣，不拘泥于家事

飞鸟有巢，鱼儿有水。美好生活，从家开始。良好的家庭氛围是拥有健康身体的重要前提，家庭和睦是促进良好心态的重要因素，心态好，人就不易生病。一个人的健康与幸福的家庭密切相关，幸福的家庭是健康的"加油站"。

幸福的家庭有共同之处，其中一点就是家人之间相互信任。被家人信任是一种幸福，有值得信任的家人更是幸福。没了信任，爱就没了根基，靠得再近也感觉遥远。一家人在一起，面对柴米油盐酱醋茶，难免产生矛盾。家，不是比赛场，不需争出输赢。家，不是棋局，不需分个胜负。当产生矛盾时，当想埋怨家人时，先换位思考一下，也许就能将矛盾化解。家里的每个成员做好自己，共建一个"安乐窝"。

陶冶情操

人有兴趣相伴，才能更健康。英国哲学家罗素曾说过："强烈的爱好使我免于衰老。"想要过得更好，就需要保持一颗年轻的心。如果一个人兴趣广泛，活动安排充实，就能从中感到自己仍然精力旺盛，丝毫没有衰老之感。

听音乐、唱歌

中医经典著作《黄帝内经》里提出"五音疗法"的理论，音乐能颐养心身。研究发现，如果人是快乐的，大脑就会分泌多巴胺等"快乐激素"，让人心绪放松，产生快感，这种良好状态可以使人体各机能互相协调、平衡，整体的免疫能力也能够加强。

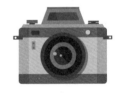

用摄影留住记忆

有人称摄影是文明的手印，用光影留住美好的事物。积极参与摄影，亲近大自然，呼吸新鲜空气，从而可以达到增强体质的目的。同时，还能在摄影活动交流中，认识很多志同道合的朋友，充实生活，可谓一举多得。

家庭和睦

孝敬老人。"羊有跪乳之恩，鸦有反哺之义"，尊重、孝敬长辈是我国的传统美德。根据调查，长寿老人的子孙都很孝顺。

少管"闲事"。很多老年人退休后，将生活重心放在了家庭，操心子女的工作、情感，甚至孙辈的教育也要操心，一不小心就容易产生矛盾。家庭生活中，老人不妨潇洒一点儿，学会得体地"退出"，才是大智慧。

尊重晚辈。在几代共居的家庭中，由于思想观念、生活方式等方面的差异，老年人与晚辈难免产生分歧，特别是家庭中既不是婚姻关系，也无血缘联系的家人，如婆媳关系就容易紧张。作为长辈，除了关心晚辈，还应对晚辈加以理解。

夫妻恩爱。夫妻要做到互敬、互爱、互信、互勉、互助、互让、互谅、互慰的"八互"原则，这是夫妻恩爱的基石。学习沟通和解决冲突，不能人身攻击，谈话时也要少用程度性的修饰词，如"经常""总是""太"等。此外，沟通要避开身体疲倦、饥饿、生病等几种情况，不然会影响效果。爱与被爱同时发生，爱才有意义。

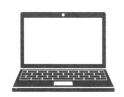

与时俱进

对于网络，不少老人开始都有些抵触，总觉得麻烦，后经孩子、好友介绍，会觉得网络很方便，对晚年生活很有帮助。老年人渴望了解外部世界，而网络正好提供了这样一个平台，坐在家里照样能做到知天下事。

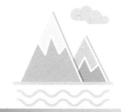

进入大自然

走出小环境，进入大自然，是一项很好的修身养性的活动。老年人不要把自己孤立起来，应多与大自然亲近。只要身体条件允许，尽量到处走走。读万卷书不如行万里路，在旅游的过程中，不仅增长见识，开阔眼界，心胸也会宽广起来，忘记烦恼和不愉快。

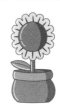

养花弄草

花卉美丽而富有魅力，养花是一种愉快的劳动，使人感到蓬勃生机。自己亲手栽培的种子，看到它吐出新芽、长出嫩叶、抽出新枝，再到孕育花蕾、鲜花盛开，可以充分享受到劳动成果带来的快乐。养花弄草既能陶冶情操又能养生，是益智、益寿的行为。

秦教授贴心话

要想身体好，首先要有一个好的心态。良好的情绪、乐观的心态已被证实对疾病的治疗和康复都有促进作用，而悲观、消极的态度则起反作用，不利于疾病的治疗和康复。一位年轻朋友在微信中说："虽然各人有各人的体会，但我认为人生很重要的是要有一个积极向上、开朗乐观的心情……"

在人类历史上，因好心态而长寿的例子不胜枚举。宋代诗人陆游，一生坎坷，爱情、仕途都颇为不顺。但他面对困境，豁达乐观，依然保持好心态，一直活到85岁高龄。

一位现代大学问家，几经大起大落的痛苦与磨难，但他在逆境中不灰心消沉，一直保持着良好的心态，被誉为"超标准的健康老人"，以95岁高龄谢世。

有位历史学家享寿近百岁，他90岁寿辰那年，讲述了他的长寿秘诀，他只说了"顺其自然，不背包袱"八个字。凡遇不如意事，任其来去，自己不背苦恼忧虑"包袱"，否则劳心伤神，有害健康。

某国画大师享年98岁，他的长寿之道是：能经受那么多的坎坷，就是气量大、心态好。营养学泰斗陈先生，92岁高寿，他的长寿秘诀，一是要宽容，二是要多与人交流。

一位文学大家一生追求"和谁都不争，和谁争都不屑"。人们赞誉她是作家，她说自己"没有这份野心"；人们说她的作品畅销，她说"那只是太阳晒在狗尾巴尖上的短暂"。她心胸豁达，将精力更多地集中在自己喜欢的事情上，让晚年生活丰满而有趣。她晚年坚持练字和写作，每天读书、整理丈夫的笔记，或是翻译作品等。她在书里写道："花开花谢，潮起潮落，不经意间我们正走向人生的暮年。从呱呱坠地到两鬓染霜，岁月的行囊里装满了酸甜苦辣。接下来，在夕阳的路上能走多远，取决于我们的体魄和心态。"她一生跨过一个多世纪，最终从容活到105岁，其长寿的秘诀就是保持一个好心态。

一位电影表演艺术家说："心态很重要，遇事要想得开，尤其是在磨难面前，要学会心理调节。调节得好就能挺过来，否则就可能彻底被压垮。"她先后生过 4 次大病，做过 7 次手术，但她十分坚强，与疾病抗争。97 岁的她在精神上十分乐观，遇事保持心态平衡，活出了"大雪压青松，青松挺且直"的傲然姿态。

有一位 50 多岁的女性肺癌晚期患者，病情十分危重。给她治疗的主任医生这样说："这位女患者心态较好，积极面对自己的病情。患病后，一方面积极治疗；另一方面调整心态，常旅游、多交友，再加上家人对患者也很关心，给予她良好的生活环境。目前这位女性患者已带瘤生活了近十年。"这就充分说明了积极的心态是治疗疾病的关键。

一位影视表演艺术家认为：保持好的心态，对健康至关重要。她说，工作中，竞争很激烈，压力很大。如果对名与利缺乏正确的认识，一旦钻到"牛角尖"里拔不出来，思想苦闷，精神上很容易垮下来。如果看到别人拿奖自己却没有，心里会扭曲，于是焦虑不安，吃睡不香，长此以往会严重影响自己的健康。因此要有一种坦然、随遇而安的心态，做到得志不张扬、失志不颓废。这种良好的心态对健康来说十分有利。

有位作曲家，虽然年事已高，但气色很好，而且身板硬朗，耳聪目明。谈到健康与养生，他说，主要是心态比较好。前进路上风风雨雨，有惊涛骇浪，也有鲜花桂冠，要保持平和的心态。

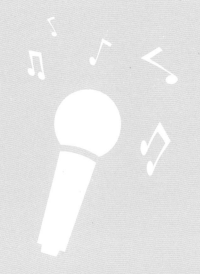

秦教授贴心话

90 岁的歌唱家郭老再次和年轻人登台歌唱《我的祖国》，感动无数观众。90 岁老前辈戏称自己是"90后"，这样乐观又积极的人生态度不得不让人佩服。在郭老看来，一个人要想始终保持旺盛的精力，必须豁达、乐观地对待人生，要"躲"气，别"多"气。遇到生气的事，要很快地自我消化掉，或找个朋友聊聊天宣泄一下，千万不要没完没了地生气，那是和自己过不去。

一位 116 岁的老人心态特别好。她的外孙女说："我从来没见她生过气。"在外孙女的印象里，老人总是乐呵呵的。不管是从前还是现在，老人从来不与他人争吵，凡事都看得比较开，心态很乐观。

笑星王老，他的养生之道就有一条：心态好。他觉得四菜一汤，布衣送终，此生足矣。钱多了要想到他人，要有一颗慈善之心。义演、捐款、募集善款，他觉得能为慈善事业做点事情，心情感到十分快乐。

有位德艺双馨的影视艺术家不幸患了鼻咽癌，大病让他的心沉静了许多，从中感悟到了生命的珍贵。"完美的人生是不可能的，但只要活着就是美丽的，所以要珍惜生命，珍惜生活""不碍事的，不要紧张，不要背精神包袱，该怎么生活就怎么生活，轻装前进，免疫力提高了，病就好得快。"这是老艺术家在患病时常说的几句话。

肿瘤专家徐教授，体检时发现自己患上肝癌。后来他反思、研究治疗方案，摒弃了传统落后的治疗方式。徐教授说："得知自己患癌后也惶恐了一段时间。人总是要死的，我很坦然地面对这个事情，发现以后，我很快接受了事实。但是这个癌是一个恶性的肿瘤，五年生存率就是百分之几，这种情况之下对我来说就是一个挑战。"徐教授又说："我必须让自己活下来，因为还有很多事情要完成。比如说，癌症是一个慢性病，要与癌共存，要采取人性化的治疗，不要让病人吃二次苦，让病人有一个愉快的生活，这叫活在当下、向死而生。这些观点我必须把它系统化，必须把它形成一个概念和模式，从而推广下去。"十多年过去了，他的癌症并没有复发。他仍然带领团队继续攻克生命科学疑难杂症。"开开心心、平衡饮食、适当运动、坚持工作。"这就是他与肝癌斗争的秘诀。

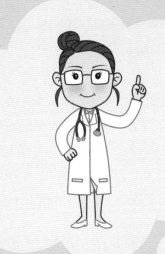

104 岁高龄的章老先生，有一次肺部严重感染，这种病症对高龄老人来说是十分凶险的，医生甚至告知家人为其准备后事，然而章老对此处之泰然，一方面积极配合医生治疗，一面保持豁达心态，构思论著笔耕不止，最后成功化险为夷、恢复健康。由此可见，章老的逢凶化吉与其健康的身体条件、良好的心理素质和科学的养生之道是密不可分的。

靳女士已年过古稀，每天依然忙忙碌碌，工作日程安排得满满的，没有丝毫的倦意。看到她依然那样美丽、高贵，许多人都会问，你永葆青春的秘诀是什么？她说："好的心态是第一位的。"良好的心境会激发人的潜能，使自己的工作更有计划和条理，获得更好的效果，生活也更睿智。

中老年人怎样才能保持年轻人的心态呢？这也有一个诀窍，山东滨州王奶奶回忆说："这一生中，什么时代最愉快，你就保持那个时代的心态。"她的青少年时代是她最快乐的时光，那时候的她欢乐地工作、学习、生活，所以她 78 岁了，依然保持了十六七岁的心态，这正印了"老是年龄的真实，不老是心态的显示"这句话。

一位电影表演艺术家强调："精神上要永远乐观。50 岁时，设法保持三四十岁时的精神状态；60 岁时，努力体现四五十岁的精神状态！"

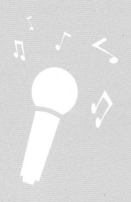

秦教授贴心话

江苏省如皋市被评为世界长寿之乡。记者在拜访4位百岁以上老人后，发现了一个共同的秘诀：那就是遗忘过去。忘记你的过去，看重你的现在，不要老是想自己失去了什么，而是想自己拥有多少。乐观面对你的未来时，你就站在了生活的"制高点"。

文学大家杨先生的百岁养生方中，其中一条就是坚持向前看，在女儿和丈夫相继离世之后，八十多岁的她也曾一度很悲伤，但她在感情上很克制，并常以体育锻炼和写文作画来转移自己的注意力，恢复自己平和的心态。她觉得人死不能复生，该放的还得要放下。活着的人要向前看，过好每一天，不能老往回看，被悲伤牵着鼻子走，就会伤害自己的健康。她对生、老、病、死有透彻的领悟，希望自己能够"死者如生，生者无愧"。

94岁高龄的陈先生养生经的其中一条也是坚持向前看。在陈老先生一生的九十多个春秋中，也有很多波折。老伴离世，儿子发生意外，这都对陈老的打击很大，但陈老还是很快从悲伤中走了出来。他觉得天有不测风云，人有旦夕祸福，遇事要想得开。他努力使自己不去纠结过往，常常劝导自己，过去了就让它过去，要一切向前看。

一位"葫芦大王"，经历丧子之痛后并没有一蹶不振，而是调整心态，积极地生活。身有残疾的他热心公益事业，开办葫芦工艺品公司，招聘本村、邻村的闲散劳动力和残疾人，将自己的技术都倾囊相授给当地村民。他的目标是将公司做成残疾人文化创业基地，帮助更多的人。他说："赚钱早已不是我的目的了，能回馈乡亲，让更多残疾人找到工作、有固定的收入，才是我最大的快乐。"

一位保健专家说，坚强的信念和坚定的目标，可使人朝气蓬勃地工作和孜孜不倦地学习。有了这一条，就能极大地调动机体组织与器官的潜在能力和代偿功能；体内的各种生理功能就会正常，新陈代谢就会旺盛，从而延缓衰老、健康长寿。

舞蹈表演艺术家陈老师一生中有三个奋斗目标。第一个奋斗目标是跳到五十岁；第二个奋斗目标是调整身心，回到黄金状态；第三个奋斗目标是让演艺事业"无龄感"。陈老师一生中有信念和追求，充满自信，活得精彩纷呈。她用舞蹈演绎了"人不是因为时光的流逝而衰老，往往是由于理想的毁灭而变老"的真谛。

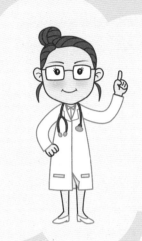

作为本书的作者，我也是个很努力又处处充满好奇心、不到黄河心不死的人。在野外教学中，发现中药附子与乌头的生物学特征和历代本草记载不一样，感到非常奇怪。心想：只要努力，自己一定能解开这个谜。经过反复多年的探索，最终解决了这个问题，并命名了几个新的名词解释，发现附子与乌头为同一物，一年生为附子，二年生为乌头，就像人一样，小时候称小朋友，长大称大人。由于我纠正了历代本草对附子与乌头的记载，被其他药学著作称"秦氏新发现"；同时还纠正了赣皖乌头的内部结构。该研究获得国家中医药管理局基础研究三等奖，回想那一段时间的艰辛，虽苦也甜，乐在其中，这是我一生中最满意的研究成果。

一位老者说，老年人读书看报是特别好的养生。首先，退休在家，坚持读书，就好像与人对话，与人交流，就不会寂寞。其次，读书会让人深思，给人启示。

古罗马哲学家西塞罗在《论老年》一书中说：老年人不仅要保重身体，还应注重理智与心灵的健康，因此老年人也要不断学习。英国哲学家培根有一句名言，叫作"知识就是力量"。现在看来，知识不仅仅是力量，知识还是健康。

我在图书馆阅览室经常看到一位戴着老花眼镜、手拿放大镜的老人在聚精会神地看报，他就是90岁的潘大爷。潘大爷退休30年来，除下大雨、大雪天气，坚持每天骑车二里多路到图书馆看报刊。他45岁时老伴离世，看书看报是他的爱好，也是他最大的乐趣，更是他多少年来的精神支柱。有人问他为什么天天来图书馆看报，他笑着说，活到老，学到老，每天看书看报，了解国内外新闻，学习科学、文化，既养生、养精神，又增长知识。

想拥有一个精神世界丰富的老年生活，就要努力学习。在社会飞快发展的今天，各类书籍层出不穷。根据个人的兴趣爱好和实际需要，选择对自己有帮助的书，有侧重地进行学习。在图书的熏陶下，你会自我更新，遇见更好的自己，更有底气、更加从容地应对人生的坎坷。

秦教授贴心话

　　人有兴趣爱好，可以延缓衰老。英国哲学家罗素曾说过："强烈的爱好使我免于衰老"。培养一两项兴趣爱好，让生活更加充实，你就能从中感到自己仍然精力旺盛，丝毫没有衰老之感。

　　一位70多岁的老年朋友，特别爱唱歌，走到哪儿唱到哪儿。只要和她在一起，都能听到她的歌声，她到哪儿都是一道靓丽的风景。拥有并热爱自己兴趣爱好的她，不仅身体健康，而且自信美丽。还有一位70多岁的老年朋友，也十分喜欢唱歌。他觉得年纪大了，有点爱好，有点事做就好，不至于无所事事；没有事做，就会老是想些陈芝麻烂谷子的事，反而不开心。在公园，我经常看到老年朋友在一起唱歌，平均年龄有65岁左右。他（她）们唱得很认真、很投入，年龄的增长并没有让他们看起来老态毕现，反而朝气蓬勃、充满活力。

　　我还在公园里经常看到很多摄影爱好者，背着"长枪短炮"蹲守在湖旁，参差不齐的一排，守候着鸟儿的出没……在旅游景点，也会看到很多人都拿出手机或相机拍照，个个忙得不亦乐乎，给自己和他人留下美好的记忆。我的很多同学、朋友都很喜欢摄影，出游时会拍摄很美的风景和人物照，制作成电子相册，发在社交群中供大家分享。积极参与摄影，活动筋骨、锻炼身体、亲近大自然、呼吸新鲜空气，不仅对身体健康有好处，也让生活变得丰富多彩。

　　一位朋友，钟情花卉，在他的阳台内，培育了20多种花卉，其中的兰花淡妆素雅、玉枝绿叶，无声无息地吐放着清香。蝴蝶兰，花开了一茬又一茬，恬静如诗，令人百看不厌。还有一位朋友家的阳台上，盛开的三角梅像一簇簇火焰在燃烧，像一只只红色的蝴蝶在翩翩起舞……养花弄草不仅能给人带来美的享受，还能让人体会到无比的喜悦和快乐。

　　人是感情动物，喜、怒、忧、思、悲、恐、惊，都是人感情丰富的表现。一个人可以感情丰富，但是不宜过度敏感，善于自我调节，保持良好情绪，才可以在悠长岁月里活得轻松又自在。当一个人长期处于消极思维中，会导致大脑的思维能力、推理能力和记忆能力下降。重复性的消极想法常见于患

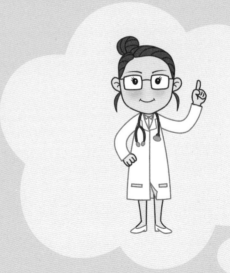

有焦虑症、抑郁症、创伤后应激障碍和生活压力大的人群中。一个人要善于缓解情绪，尽可能地保持乐观的心态，积极面对压力和生活，拥有好心态才具有健康长寿的能力。古今中外无数事例证明，心态良好者，善于自我调摄，保持良好情绪，对身体健康有好处。遇事不烦恼，名利身后抛，得失皆泰然，知足乐陶陶。

秦教授的"小黑板"

保持好心态
良好心态是瑰宝，任何人剥夺不了；
顺其自然天人合，淡泊宁静比药好；
忘掉年龄人未老，记着年龄人变老；
良好心态自己找，快快乐乐活到老。

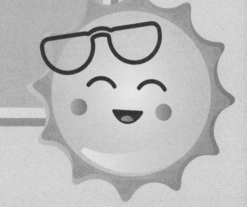

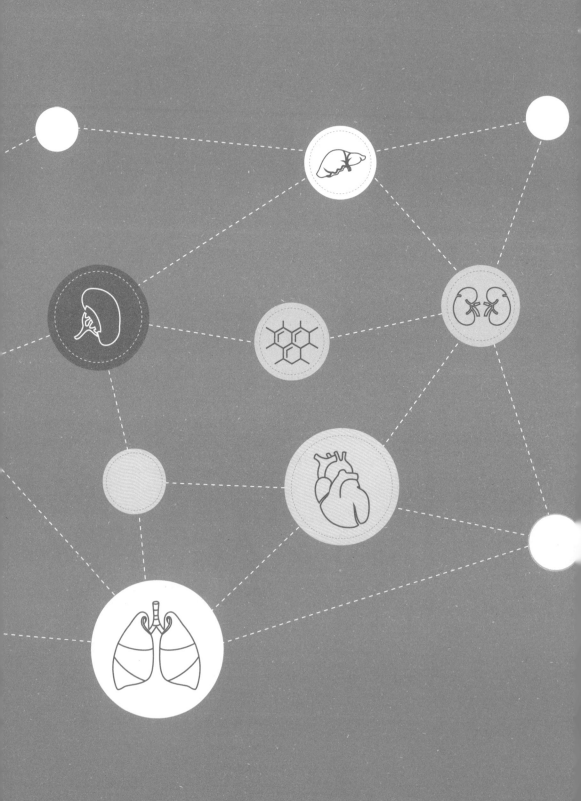

第六章
戒烟限酒是健康的需要

心血管病的主要危险因素为吸烟、酗酒、肥胖、高血压、糖尿病、血脂代谢异常等。吸烟和饮酒也是导致口腔癌的原因。香烟中含有的有害物质，会直接刺激口腔黏膜，诱发癌变。有些人喜欢饮烈酒，喜欢那种烈酒入口的"烧灼感"，其实这是对口腔黏膜的刺激损伤，长期饮烈酒对健康不利。

戒烟

吸烟是不好的习惯，百害而无一利。吸烟危害健康是不容置疑的事实。吸烟是人类可控致病因素之一。

国民吸烟现状

吸烟指吸入或呼出烟雾的行为；被动吸烟指不吸烟者吸入了吸烟者吸烟时所产生的烟雾，又称为"二手烟"。

与二手烟不同，三手烟会造成隐匿的危害。三手烟指吸烟者"吞云吐雾"后残留在衣服、墙壁、地毯、家具、车厢，甚至头发和皮肤等表面的烟草烟雾残留物。烟草烟雾是指从烟草制品及类似烟草制品燃烧端散发的，以及由吸烟者呼出的烟雾。如在室内和车厢里吸烟，三手烟的烟毒就会污染室内和车厢，若不定期进行彻底清理，这些有毒物质会长时间附着在室内及车厢内各种物品的表面，危害人体健康。

据调查，我国多数"烟民"每天抽烟数量在 10 根以上，抽 5 根以下的烟民不到 1/10，且男性比女性抽烟数量高。值得注意的是，"烟民"正在向低龄化发展。超 7 亿非吸烟者遭受二手烟和三手烟的危害，因被动吸烟死亡的人数每年超过 10 万人。我国吸烟人数众多，烟草烟雾造成的社会危害很大。

吸烟危害健康

吸烟和"被迫吸烟"都能导致疾病的发生，具有致癌、致心脑血管疾病、致呼吸系统疾病、致消化系统疾病等危害。

除了众所周知的肺癌，吸烟还会导致鼻咽癌、口腔癌、食管癌，甚至膀胱癌、肾癌、胰腺癌和胃癌等，可谓"一支烟在手，全身都遭殃"。

吸烟对人的心血管危害更大，可使冠状动脉痉挛、心率增快，导致心肌缺血；还可直接损害血管的内皮细胞，导致脂类在血管壁堆积，促进动脉粥样硬化的形成。吸烟时间越长、吸烟量越大，高血压、冠心病、脑血管病等的发生率就越高。吸烟的人比不吸烟的人患冠心病的概率要高2~10倍。

被动吸烟者，肺癌发病风险增加20%~30%。二手烟是由吸烟者呼出的烟雾（主流烟）和卷烟闷烧产生的烟雾（侧流烟）混合、陈化、沉淀而形成的复杂混合物。相对于主流烟来说，侧流烟产生于较低的温度和燃烧不充分的条件下，含有更高的毒物。二手烟没有安全暴露水平，也就是说，任何水平、任何时间暴露于二手烟中，都是不安全的。即便是短时间吸入二手烟，也会增加心脏病的发病风险。

政府"控烟令"

我国越来越多的城市正在进行控烟立法，室内公共场所、室内工作场所、公共交通工具全面禁烟。据调查，无论是吸烟者还是被动吸烟者，90%以上的被调查者都支持在公共交通工具、学校和医院禁止吸烟；超过80%的被调查者支持在会议室、餐厅和酒吧等场所禁止吸烟。

政府干预政策中，特别提出了几类群体要起到示范带头作用，比如国家机关的工作人员、教师和医务人员，要带头控烟；教师不要在学生面前吸烟；医务人员不要在患者面前吸烟等。另外，不得向未成年人销售烟草制品，对难以判明是否已成年的人，销售者应当要求其出示身份证件；学校应当采取有效措施预防控制学生吸烟，对学生进行烟草危害宣传教育，及时劝阻和教育吸烟的学生戒烟；倡导家庭无烟，形成不吸烟、不敬烟、不送烟的社会风尚。

现在，公共场所控烟范围不断扩大，在法律法规、健康宣教和戒烟门诊的"三方合力"下，越来越多的吸烟者戒烟的信心大大增加，不断地加入戒烟队伍中。随着公众对被动吸烟危害认识的深入，越来越多的人开始拒绝被动吸烟。

为了自己、家人和亲友的健康，吸烟者应自觉自愿戒烟，人们也要注意远离二手烟以及三手烟。

有毅力，就能戒烟

　　由于烟草内含有尼古丁等特殊物质，长期吸烟的人会对香烟产生依赖，我们通常把吸烟成瘾的人称为"有依赖型烟民"。很多吸烟者都对吸烟的害处和戒烟的好处清楚明了，但就是控制不住自己。戒烟难的原因综合分析如下：①烟龄越长，戒烟越难。多数人吸烟始于青少年时期，导致了烟龄长，戒烟难。所以，戒烟越早越好。②吸烟成瘾。"烟瘾犯了"是怎么回事儿？"烟瘾犯了"实际上就是烟草依赖的症状发作了，当吸进尼古丁后，这个症状才能够缓解下来。③香烟的社交作用。香烟一贯被视为给朋友、生意伙伴的馈赠"佳品"。也有不少人吸烟是为了社交应酬，无论是朋友聚会、跟伙伴谈生意，还是出席宴会，点根香烟似乎总能在无形中拉近彼此的距离。④借吸烟排解不快。戒烟者面临的另一大困境是，某一天感觉很糟糕时，会想到通过吸烟来忘掉不愉快。

　　香烟烟雾中的尼古丁、烟焦油、一氧化碳等有害物质可促使机体发生动脉硬化、高血压、冠心病等，同时又极易引起气管炎、支气管扩张、肺气肿、肺心病等疾病，当这些疾病对健康产生危害，甚至危及生命时，大部分人才会自觉地戒烟。戒烟其实并非想象的那么难，关键是要付诸行动。

·随身备零食

　　在戒烟的初期，可以随身准备一些小零食，当"烟瘾犯了"时，可以用小零食去替代，能够在一定程度上缓解对香烟的依赖性。

·睡眠要充分

在戒烟的前一个星期，一定要充分休息，保持充足的睡眠，而且生活要有规律，如此身体的机能会慢慢提高，可以帮助人抵抗烟瘾的发作。

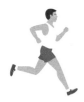

·多增强锻炼

有规律地锻炼也是一个比较好的方法，可以有效增强呼吸系统功能，而且人在锻炼的时候精神注意力集中，很难想起香烟。这种方法还可以提高身体的免疫能力，让身体更健康。

·忌刺激性饮料

尽量不喝刺激性的饮料。这类饮料会刺激到味蕾和神经，会让吸烟者想要抽烟。可以选择牛奶或新鲜果汁等温和饮品，既可以补充营养，又可以帮助戒烟。

·补充 B 族维生素

B 族维生素可以舒缓神经，有助于抑制对尼古丁的渴望。在各类新鲜的瓜果蔬菜以及动物类食物中都含有 B 族维生素。

·喝水、吃粗粮

在戒烟的时候会产生口渴的现象，这个时候可以大量喝水。大量喝水有助于身体毒素排出，帮助快速戒烟。许多人在戒烟期间容易产生便秘的问题，可以每天多吃一些粗粮或者是含有纤维素的蔬菜，能有效改善便秘的问题。

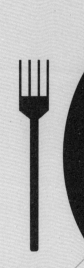

限酒

《黄帝内经》中记载："以酒为浆，以妄为常，醉以入房，以欲竭其精，以耗散其真，不知持满，不时御神，务快其心，逆于生乐，起居无节，故半百而衰也。"说的正是过度饮酒与不良生活方式的危害。

国民饮酒状况

烟和酒是很多人的社交"标配"，吸烟、喝酒者普遍认为，不吸烟，没氛围；不喝酒，没互动；没有烟酒，不成饭局；没有烟酒，不成宴席……这是一种"无酒不成宴、无酒不成礼、无酒不成欢，无酒不成敬"的坏风气。碰上喜庆的日子，如小孩儿满月、娶亲、过生日、升学等，人们总爱用酒来助兴。有的人和朋友聚在一起，总是喝得醉醺醺的；有的人遇上不愉快的事，心里闷得慌，就在酒吧或在家里喝闷酒。研究显示酗酒是造成家庭不和、家庭破裂、妨碍社会治安等社会问题的重要原因。

饮酒有害健康

饮酒可增加肝损伤、胎儿酒精综合征、痛风、结直肠癌、乳腺癌等的发生风险；过量饮酒可增加心脑血管病的发生风险。

此外，饮酒还可能导致事故及暴力事件的增加，对个人安全和社会安定都是有害的。因此，不推荐任何人饮酒。成年人若饮酒，也应限量。

不饮用高度酒

《"健康中国2030"规划纲要》明确指出，要控制酒精过度使用，减少酗酒。高度白酒能量高，几乎不含其他营养素。如要饮酒，应当尽可能饮用低度酒，并控制在适当的限量以下。酒的主要成分是"酒精"，以酒精量计算，成年人如果饮酒，一天饮酒量不应超过15克。任何形式的酒精对人体健康都是无益处的。

含有15克酒精的不同酒量

品类	15克酒精的酒量
啤酒	450毫升
葡萄酒	150毫升
38%白酒	50毫升
52%白酒	30毫升

哪些人不宜饮酒

①孕妇、乳母不应饮酒。酒精会对胎儿脑部发育造成伤害。孕期饮酒，即使很低的饮酒量也可能对胎儿发育带来不良后果，酗酒更会导致胎儿畸形。酒精会通过乳汁影响婴儿健康，产生注意力不集中和记忆障碍等。②儿童、青少年不应该饮酒。儿童、青少年正处于生长发育阶段，各脏器功能还不完善，此时饮酒对机体的损害甚为严重。③特定职业严禁饮酒后工作。从事驾车、操纵机器等或从事其他需要注意力集中的工种，饮酒后可能丧失协调和工作能力；长期饮酒也可能造成慢性酒精中毒、酒精性脂肪肝等问题。④有的人对酒精过敏，微量饮酒就会出现头晕、恶心、出冷汗等明显不良症状。⑤正在服用可能会与酒精产生作用的药物的人，患有某些疾病（如高甘油三酯血症、胰腺炎、肝脏疾病等）的人都不应饮酒。此外，血尿酸过高的人不宜大量喝啤酒，以减少痛风发作的概率。

秦教授贴心话

对不少吸烟、喝酒者来说，戒烟限酒似乎很难，不抽烟喝酒就觉得难受，当诊断出疾病才开始戒烟限酒。对于烟酒，要尽早控制，莫要拖到为时已晚的境地。

一位患者平时就爱抽烟喝酒，家人劝他改掉不良习惯，但毫无效果。当体检查出肝硬化时，他才醒悟。还有一位患者，下嘴唇中间位置出现了溃疡，经检查确诊为因长期抽烟导致的唇癌。好在他的唇癌属于早期，能够手术切除，为时不晚。但并不是每个人都能如此幸运，例如一位年轻患者，经常有饭局，饭局上离不开喝酒，最后"喝成"肝癌，在准备做肝移植手术前不幸离世。

健康教育专家洪教授曾提到他有一个患者，13 岁开始抽烟，烟龄 23 年，酒龄 18 年，结果刚刚 36 岁，就发生了血管堵塞、心肌梗死，这与他长期抽烟、喝酒不无关系。

有一位朋友年轻时既抽烟又喝酒，而且还爱打牌，牌室里也常常是烟雾缭绕，后来，这位朋友 60 多岁时因胃癌离世；还有一位朋友由于应酬的关系，经常喝酒，同时抽烟也很厉害，结果后来查出肺癌，长期抽烟、喝酒是主要罪魁祸首。

一对生活在一起的母子，两人同患喉癌，住同一病房，这与母子二人都长期吸烟喝酒有关系。共同的生活环境和习惯，是导致出现同种疾病的潜在致病因素。吸烟和喝酒是引发咽喉癌的高风险因素。某院曾向 300 多名喉癌患者了解病史，约九成患者有吸烟史。烟草中有多种致癌物质，它反复长期地作用于喉黏膜，在其他多种因素的协同作用下，最终导致癌变。临床观察喉癌患者中，吸烟量越大、时间越长者，患喉癌的危险性越高。

即使不吸烟，也要警惕二手烟对人体的伤害。一位朋友在公园锻炼身体，发现有人抽烟的地方，他就绕过去，不经过那里，怕"二手烟"对他有影响。一次，在旅游景点用餐，这位朋友勇敢、果断地制止了同桌朋友的吸烟行为。

一家人共同的爱好可增加彼此间情感，愉悦身心，比如一起运动、旅游。但是，相同的不良嗜好会影响健康，甚至引起恶疾。健康的家庭应当是无烟家庭，因为吸烟者的家中空气是污浊的，二手烟危害尤其大。为了自己及家人的健康，赶紧掐灭手中的香烟吧，让自己的家庭成为健康的无烟家庭。

有一年，我在松花江边看见一对中年夫妻蹲着吸烟聊天，女同志怀里还搂着一个 3 岁左右的小男孩，小男孩不仅吸二手烟，还吸三手烟，这对他的健康影响可想而知。

　　一位有着十几年吸烟史的父亲，一天要吸两包烟，即便当着孩子的面，也是烟不离手，结果其 8 岁的女儿患上肺癌晚期，祸首就是"二手烟"。人们可能还怀疑吸烟是否与肺癌有直接关系。一位肿瘤科主任给出的答案是肯定的，并建议：倡导所有人戒烟，避免二手烟、三手烟的危害。一个朋友的爸爸长期吸烟，妈妈饱受二手烟之苦，后来，这位朋友的妈妈患了肺癌。一位朋友的父亲吸了几十年的烟，后来，咳出血了，经检查是肺癌晚期，仅过了 8 个月就去世了，家人悲痛不已，令人叹惋。

　　夫妻一方吸烟，而另一方长期受到二手烟的侵害，也容易发生夫妻双方或一家三口同患肺癌的现象。李女士的丈夫烟瘾很重，每天两三包烟。后来李女士和丈夫同年被查出肺鳞癌，半年后丈夫就过世了。两年后厄运再次降临，29 岁的女儿竟然在单位体检中，又被查出肺部异常，经确诊为小细胞肺癌。这种肺癌相比于肺鳞癌，转移更快、恶性程度更高，女儿开始了持续的化疗……医生称 93% 肺癌患者都有长期吸烟或被动吸烟史。为了自己和家人健康，应尽早戒烟。

　　吴大叔有近 40 年的烟龄。50 岁退休以后，他一走路就两脚酸痛，平时不走路就坐在家里看电视抽烟，平均每天吸烟 70 根以上。后来双脚开始红肿、溃烂，自行涂药后没好转，经检查被诊断为"双下肢动脉闭塞"，发病的元凶正是伴随他 40 年的吸烟习惯。研究表明，吸烟与动脉硬化明显相关，烟中的焦油等有害成分可使血管痉挛，而一氧化碳也会降低血液中血红蛋白的携氧能力，造成机体组织器官缺氧。医生表示，吴大叔正是因为长期抽烟损害了全身血管，血管内壁形成斑块，把供应脚部营养的动脉堵住了，脚部组织得不到充沛的供血、供氧，就会缺血、坏死，脚背上的溃疡也就经久不愈。

　　小常 34 岁，由于工作压力大，每天抽两包烟，逐渐成瘾。起初，小常只是感觉脚趾有针刺样痛感，他以为是腰椎间盘突出的老毛病又犯了，也就没在意，但渐渐地，他发现自己一口气都无法走 500 米，右脚趾端开始发黑，医院诊断为吸烟导致的脉管炎，引起下肢血管闭塞，必须将坏死的脚趾截掉。医生表示，动脉闭塞是一种累及全身动脉的疾患，它不仅可累及心脑血管，而且还会累及内脏和肢体动脉。一般来说，下肢动脉硬化闭塞症常发生在"三高"人群中，而大量吸烟也会造成动脉硬化。

秦教授贴心话

一位著名的主持人在谈到自己戒烟的故事时曾讲到，他做过很多事情，而戒烟是他做的令自己非常自豪的事情。他从 20 岁抽烟抽到 42 岁，和好友在一天晚上吃饭的时候，说自己要戒烟，从那之后，他就真的戒烟了。他更是语重心长地对求助者和观众说道："当我们要养成一种恶习的时候，你可以给自己无数的理由，当你要改掉这个恶习的时候，只需要一个理由，这个理由就是：我要做更好的自己。"

一位著名的田径教练大病初愈后，在医生的建议下，把抽了 40 多年的烟戒了。他说："我的烟瘾在业内都有名，最凶的时候每天要抽掉三整包。一方面是习惯，另一方面常年的训练和比赛确实压力大。"如今，招牌的手拿香烟思考动作没了，身体状态却变好了。

69 岁的叶先生，17 岁在同伴的影响下，偶然间开始吸烟，这一吸就是 52 年，每天半包左右。他认为吸烟是一种享受，但他心里也暗暗担心怕生肺癌。叶先生退休后，加入了小区的健康自我管理小组，逐渐认识到吸烟危害。为了不吸烟，他想方设法找事做，让自己的双手忙起来，做家务、参加社会活动、和朋友一起看电影、到图书馆看报、和邻居下棋，还注意每天加强锻炼，之后再也没有吸烟。戒烟后的叶先生感觉身体比以前好多了，做事不慌，浑身有力。他深深感受到，戒烟对自身健康、家庭、社会都有好处。他说自己有两个遗憾，一是吸烟太早，二是戒烟太晚。

张大爷长期吸烟让身体饱受折磨，后来他凭毅力戒烟成功，并且劝导身边的亲人、朋友戒烟。环顾四周，张大爷发现，同龄的老同事，很多都因为吸烟患病或死亡，这让他受到很大触动。从此便有了宣传控烟的动力，走上义务控烟这条路。他深有体会地说："以身作则容易，制止别人抽烟需要勇气。"

王先生是一位企业家，他曾经也是一位"烟民"，下面是他戒烟后的体会：戒烟的第一年十分难熬。在成功戒烟一周年的"纪念日"那天，他写下了这样一句话："烟瘾不过是一种疾病，我必须，而且一定能战胜它。"如今，他已经远离烟草两年半了。他不仅自己戒烟，还鼓励企业的员工一起加入一个戒烟互助小组。"戒烟可能是一件很小的事，却是一件非常重要的事，能够把烟戒掉的人，还有什么不能做到的呢？"王先生说。

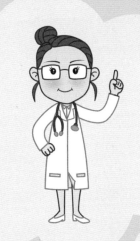

随着控烟令的实行，越来越多的人意识到了吸烟的危害性，也有越来越多的人加入到戒烟的队伍中。

许先生自称是个"老烟枪"，20岁左右开始吸烟，逐渐从每日半包发展到每日1包，很多次下决心戒烟，但都没成功。退休后，许先生加入了小区的健康自我管理小组，控制吸烟是小组学习、活动中的一个重要话题。社区医生找了很多资料、图片、案例，告诉大家吸烟的危害。许先生采取转移注意力、培养兴趣爱好等方法，强制自己戒除对吸烟的依赖。同时，他还积极与正在戒烟的朋友加强联系、互相鼓励。"多管齐下"之后，许先生终于彻底告别了烟草，每日散步、买菜做饭、打乒乓球，生活平淡而充实。慢慢地，他发现自己胃口好了，口臭散去了，咳嗽不见了，喉咙里的黏痰也少了，整个人精神了许多，健康状况越来越好了，全家人都倍感欣慰。

李女士的丈夫是资深"烟民"，每天抽两包烟，怎么劝都不听。自从控烟令实施后，他在外面吸烟经常碰壁，现在已经收敛了许多。看到宣传，李女士的丈夫也更清醒地认识到吸烟危害自己和家人健康，加上咳嗽越来越厉害，他已经打算戒烟了。

医学支持可以大大提高戒烟的成功率，每多一项戒烟支持，成功率就会相应提高。上海某医院呼吸科副主任刘医生说，自从政府下达"控烟令"后，来戒烟门诊的人也越来越多了。不少本来还在犹豫的朋友，现在都下决心戒烟，主动打电话寻求戒烟帮助，也有很多朋友前来咨询有关戒烟的问题。

秦教授贴心话

无节制地饮酒会伤害胃肠黏膜，并会影响肝脏和胰腺的功能，进而影响营养的消化吸收及利用。长期大量饮酒会造成代谢紊乱，并会导致脂肪肝、肝硬化等问题。过量饮酒还会增加高血压、中风、乳腺癌和消化道癌症及骨质疏松的危险。此外，过量饮酒还可能导致交通事故及暴力事件的增加，对个人安全和社会安定都是有害的。

有一天晚上21:00左右，我看到一位驾驶员突然停车，并向相反的方向奔跑，当时很纳闷，看到交警后才明白，原来是前面交警在查酒驾。酒后驾车已经成为导致交通事故的主要原因，如何能够杜绝酒后驾车已经成为一项重大议题，也是交警部门面临的一大难题，必须引起我们高度的重视。

"都怪自己太贪杯，酒喝多了带来这么多痛苦。幸亏这次治疗及时。"今年26岁的赵先生因为胰腺炎发作，已经第三次住进医院了，他的体重也从两年前90多千克暴跌至60多千克。专家提醒，急性胰腺炎是一种相当严重的疾病，急性出血坏死型胰腺炎尤为凶险，发病急剧，死亡率高。过度饮酒的人，如果还有暴饮暴食的习惯，尤其是摄入大量高脂、高蛋白食物后，会促使胰腺大量分泌，诱发急性胰腺炎。

一位朋友的爱好就是爱喝酒，经常有饭局，饭局上离不开喝酒，最后查出肝癌。过完春节，就在准备去住院做肝脏移植手术的早晨不幸离世，令全家人和亲戚朋友都难以接受。60多岁，正是享受晚年生活的时候，却早早离开了。事实告诉我们一个道理，还是少喝酒或不喝酒为好。

一位王院士到云南一个城市去做义诊时，接诊的第一位患者是一个51岁的男性。这位患者因为中风已经昏迷两个星期了，旁边看护他的是他的女儿，也是一位护士。女儿告诉王院士，她父亲患有高血压，平常控制不太好，家里人也不让他喝酒。有天家里没有人，她父亲在家里自己悄悄地喝了点酒，血管突然破裂而引起中风。

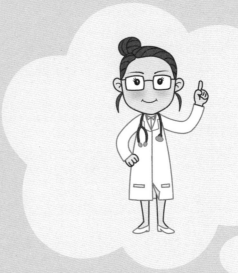

上海中医药大学教授、中医肿瘤专家何主任曾谈到，他见过很多后悔莫及的癌症患者。有一位收藏家，一辈子喜欢喝酒应酬，日夜颠倒，后来发现小便有问题，去医院检查，发现是膀胱癌晚期，后悔已经晚矣。

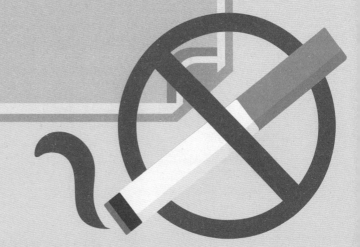

秦教授的"小黑板"

戒烟限酒

吸烟喝酒危害健康，是不争的医学结论；戒烟限酒有益健康，下定决心改变不难。

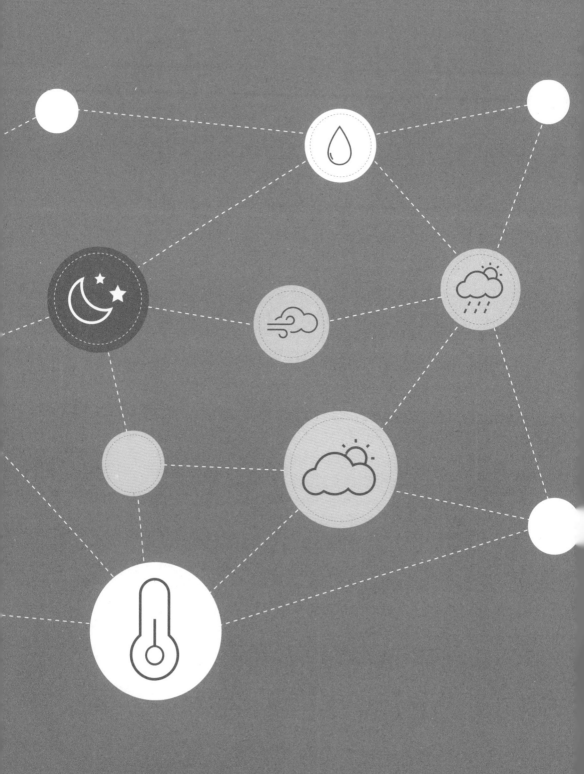

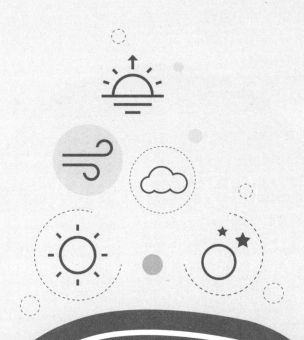

第七章
常晒太阳是健康的"催化剂"

人类赖以生存的"三宝"，即阳光、空气和水，可见阳光与空气、水对人类的健康同等重要。太阳是万物之源，生命的繁衍生息离不开阳光。阳光可以给人带来温暖和希望。

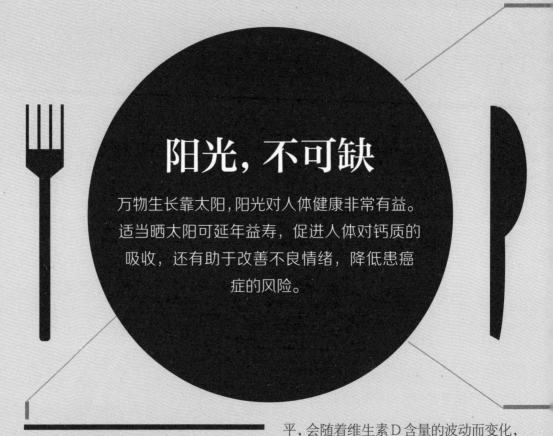

阳光，不可缺

万物生长靠太阳，阳光对人体健康非常有益。适当晒太阳可延年益寿，促进人体对钙质的吸收，还有助于改善不良情绪，降低患癌症的风险。

阳光是健康保护神

现代医学证实，晒太阳对加快血液循环、提高造血功能、调节中枢神经、增加吞噬细胞活力、增强人体各部位新陈代谢和增强免疫功能均大有益处。

①增强免疫力。根据中医的理论，晒太阳有补阳气、补正气的功效。中医有"采日精"的说法，就是采集阳光以升发清阳之气。人体内正常的脏腑功能全靠阳气来支撑。阳气充盈，人体抵抗疾病的能力就会提高。正气则是相对于外邪来说的，晒太阳能强身健体，增强免疫力，有利于机体对抗病邪。②提升激素水平。比如男性体内睾丸激素的水平，会随着维生素D含量的波动而变化，每天晒太阳1小时，男性体内睾丸激素会有所增加。③血管更健康。晒太阳有助于加快血液循环，从而使体内炎症减少，对血管健康更有利。④降低患抑郁症的概率。在充足的日照下，人体肾上腺素、甲状腺素以及性腺素的分泌水平都会有所提升，这将有效改善情绪低落、精神抑郁等不良心理。很多人一到冬天和阴雨天气就会失眠、胸闷、烦躁。日照时间的减少是引起季节性情感障碍的原因之一。⑤促成维生素D的生成及钙质的吸收。

国民普遍缺少维生素 D

饮食中所含维生素 D 非常有限，人体能合成一部分维生素 D，这是因为人体皮肤中含有一种物质，这种物质在日光的照射下可转化为维生素 D，所以维生素 D 又有"日光维生素""阳光维生素"之称。大量的维生素 D 依赖皮肤接受阳光紫外线的照射后合成。经常晒太阳是人体获得充足维生素 D 的方法之一。

为什么有人总吃钙片还是补不进钙？研究发现，这类人群的体内缺乏维生素 D，所以人体就没有办法很好地吸收钙。经常晒太阳则有利于钙的吸收。

在长期室内工作、开车和雾霾等众多因素下，大多数人都存在维生素 D 缺乏的问题。国民缺少维生素 D 较普遍，主要在于对"阳光是个宝，晒晒身体好"这一观念认识不足。成年人只要经常接触阳光，在一般膳食条件下不会发生维生素 D 缺乏症。正常人平均每天需要至少 15~20 分钟日照。充足的光照对维生素 D 的生成及钙质吸收起到非常关键的作用。

国民不晒太阳的理由

尽管晒太阳有着诸多好处，但不少人往往对太阳敬而远之，尤其一些爱美的人，怕自己的肌肤一旦暴露在阳光下就变黑，更是怕晒出皮肤癌。实际上，缺少阳光对人的危害远比晒太阳大得多。当然，晒太阳也有学问，如果连续在烈日下暴晒，的确可能增加患皮肤癌的概率，所以说做什么事都要有个"度"。还有些人想晒太阳，却没时间，曙光初露便外出工作，直到星斗满天才归巢，一整天的活动空间都在玻璃窗密封的高楼大厦里，几乎没有在户外接受阳光沐浴的时间。

晒太阳学问大

日光在调节人体生命节律以及心理方面也有一定的作用。晒太阳能够促进人体的血液循环，增强人体新陈代谢的能力，调节中枢神经，从而使人体感到舒展和舒适。

晒太阳的时间

在阳光下散步、休息，是很享受的事情。当然，一天中什么时候晒太阳，应根据季节、时间以及每个人的具体情况灵活规划。一般来讲，春秋季以每天 9:00~16:00 晒太阳为宜，冬季以每天 10:00~13:00 为宜。夏季天热，上午晒太阳的时间可以早一些，下午晒太阳的时间可以推迟到 16:00~17:00以后。不管什么季节、什么时间，以晒到有舒适感为宜。

上午晒太阳时，太阳刚刚升起，阳光是金色的，此时，站在环境较好、视野开阔的地方，温暖的阳光洒满全身，面朝东方，搓热双手暖暖脸部，散散步，晒 15~20 分钟太阳，有清心安神、舒缓疲劳的效果。

不同人群晒太阳

晒太阳的目的是促进维生素 D 的生成，促进肠道对钙、磷的吸收，增强体质，促进骨骼正常钙化。孕妇、儿童和老年人等特殊人群对钙的需要量大，更需要多晒太阳。

孕妇多晒太阳，对孕妈妈和宝宝都有好处。孕妇需要负担两个人对钙的需要。夏季每天晒太阳半个小时，冬季每天不少于 1 个小时。孕妇不能因为身体行动不便就整日待在家里，不出去晒太阳。晒晒太阳对身体更有好处。

孩子在发育阶段，成长的过程中需要大量的钙，是容易缺钙的人群。宝宝满 3 个月就可抱到户外晒太阳，要戴上遮阳帽，保护好宝宝的眼部，每次晒 5~10 分钟，一日晒 1~2 次。夏天不要直接在阳光下晒，可到树荫下，树荫下面同样可以感受到阳光的馈赠。

老年人同样是需要补钙的重点人群。行动不便的老年人不宜独自外出晒太阳。可以找几个朋友相伴，边聊天儿边晒太阳。

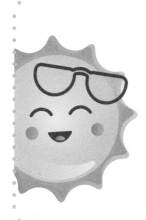

适度晒太阳

吸收少量阳光能养形养神，让人健康有活力，过多则耗精气神，还有患皮肤癌的风险。我们应随季节变化，根据自身经验来决定晒多久，以便获得好的效果。

晒太阳注意事项

晒太阳虽有益身心健康，但也不应选择在中午连续两三个小时地暴晒。

晒背部

中医中有"背为阳"的理论。人体很多经脉和穴位都在后背，让背部多晒晒阳光，能达到补益阳气、疏通经络、调和脏腑、祛寒止痛的目的。以晒15分钟为宜，可以边晒边拍打按摩。天气好时，走到室外，充分享受阳光的沐浴，多晒晒腰背部，补充阳气。

晒双腿

晒双腿能很好地祛除腿部寒气，有效缓解小腿抽筋状况。尤其是有风湿性关节炎的人，晒太阳能活化血脉，起到辅助治疗作用。另外，腿上还有很多穴位，通过阳光的刺激，能让人感到腿脚轻便，消除疲劳感。

晒头顶

头为诸阳之首，五脏的精华之血和六腑的清阳之气都汇聚于此，是晒太阳的重点部位。让阳光晒在头顶，温煦百会穴，晒15分钟左右，可以通畅百脉、养脑补阳。

晒太阳的注意事项

太阳是万物之源，常晒太阳好处多。每天抽点时间走到户外，去拥抱一下温煦的阳光吧，这是维持健康不可缺的"良药"。有阳光的抚慰和自然的熏陶，我们就会心胸开阔、心情舒畅。

大自然有一种陶冶情操的神奇力量，可以使人的心灵得到净化，有激励人格的力量，使人乐观、蓬勃向上。在浩瀚的大自然面前，你会感到自身的渺小，自然而然地就会心态平和，心理平衡，生理机能也就稳定，抵抗力会随之提高。

"正气存内，邪不可干"。晒太阳使人放松，使人宁静，使人的压力得到释放，使人的精神得到抚慰。

注意事项

晒太阳虽好处多。但过度或过长时间接受阳光照射，会引发日光皮炎、荨麻疹等疾病，过多暴晒甚至会增加患皮肤癌风险，应加以防范，特别需要注意以下几点。

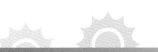

别隔着玻璃晒

有些人喜欢在室内隔着玻璃晒太阳，其实严格来说，这样做并不能算是晒太阳，因为阳光中的大部分紫外线不能透过玻璃进入室内。研究表明，玻璃的紫外线透过率不足50%，隔着玻璃晒太阳，作用会大打折扣。

尽量暴露皮肤

建议晒太阳时要注意摘掉帽子和手套，若怕刺眼，可以戴墨镜，尽量将皮肤暴露在外。将有痣的部位遮盖起来，过多地接受暴晒易使黑痣转为黑色素瘤或皮肤癌。晒太阳时，不要穿黑色服装。

晒太阳陶冶情操

在日常生活中，只要我们稍加留意，总能看到这样几道风景：孕妈妈在阳光下悠闲自在地散步，并用手轻轻地抚摸着腹中的小宝宝，偶尔还能见到孕妈妈不时露出满足的微笑；年轻的妈妈或长者抱着小宝宝在阳光下晒着小屁股和后背，不时听到欢乐的笑声；即使是冬季，在避风的地方也经常能看到老爷爷、老奶奶在阳光下打牌、下棋、聊天儿，时不时发出爽朗的笑声。

阳光在调节人体生命节律以及心理方面有一定的作用。晒太阳能够调节中枢神经，从而使人体感到舒展和舒适。

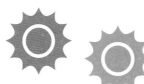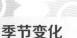

不能久晒	晒后防护	季节变化
体弱者、高血压和心脏病患者，应量力而行，不能晒太久。秋冬季节晒太阳建议选择阳光充足的时间晒太阳，但应避开中午紫外线过于强烈的时段。天气炎热时，每次晒5~10分钟即可。	应多喝水，多吃蔬果，补充水分，补充维生素C。若皮肤被晒伤、泛红、发炎、爆皮、红肿，应及时处理，必要时就诊。	夏季晒太阳，时间可缩短至15分钟以内，避开紫外线强烈的时段；秋冬季晒太阳要注意保暖，以免受寒；风大时应少晒。晒太阳以身体舒适为原则，不可强求。

秦教授贴心话

如今，足不出户，就可网上购物、聊天、游戏。不少人喜欢宅在家中，与大自然接触少，晒太阳的时间自然也少，体内维生素 D 的储备水平就愈来愈低。一项中国女性研究资料披露，乳腺癌的发生与维生素 D 缺乏有一定的关系。另外，维生素 D 不足还会增加患结肠癌、前列腺癌、卵巢癌的风险。阻碍我们晒太阳的原因也与紧张的生活节奏有关。如今都市上班族曙光初露便赶赴单位，直到星斗满天方才归巢，几乎很少有时间到户外晒太阳。

一位朋友曾说："每天早上上班时天才蒙蒙亮，没出太阳；晚上踏着月色回家，更看不见太阳；至于午饭，则大多订一份外卖吃，一整天下来，自然没法与阳光'会面'。"无独有偶，还有一位朋友表示："平时上班在办公室一坐就是一天，哪有工夫出去晒太阳，晒太阳那都是退休的老人家才有的'特权'。"我想，这两位朋友的话特别具有代表性，很多人晒太阳时间不足，既存在认识问题，也带有客观原因。

一位女性患者，常感到腰酸背痛，到医院检查后发现是患上了骨质疏松。究其病因竟是常年不晒太阳。她整天坐在办公室里，早上很早上班见不到太阳，即使有阳光，也会打防晒伞；晚上很晚下班，太阳早已下山。

晒太阳会使人产生一系列生理变化，如加快血液循环、促进维生素 D 的生成及钙质吸收、预防骨质疏松等，对身体大有裨益。

现代医学证实，晒太阳对加快人体内脏器官的血液循环、提高造血功能、调节中枢神经、增加吞噬细胞活力、增强人体各部位新陈代谢和免疫功能均大有益处。

晒太阳，在中医里被称为"太阳灸"，属于中医里的温补之法，是自然的疗愈方法。中医讲"寒从脚下起"，患有老寒腿或长期腰膝酸软的人往往是阳虚体质，秋冬季节常常手脚冰冷，这种情况不妨多晒晒腿脚，有助于祛寒气。同时按摩小腿上的足三里穴，还能抗衰老、延年益寿。经常腹泻、肚子疼的脾胃虚寒者，可以利用"太阳灸"来调理身体。面朝太阳，边晒边用手反复按摩肚脐、中脘穴以及关元穴，有很好的保健作用。此法对于宫寒的女性也有好处。

一位国医大师、百岁寿星邓老，在他规律的起居中，经常会在午间下楼围着小区空地慢慢踱步，直至身上微微出汗、浑身温暖舒坦才回家。他称这种方法为"午间散步采阳养生法"。正午是一天中自然界阳气较盛的时候，人体内的阳气跟自然界一样达到相对旺盛的状态，选择在这个时候背部朝阳散散步，可进一步提升体内的阳气，从而起到采阳补肾的作用。秋冬季晒太阳，就是一个保护人体阳气的好方法。秋冬季的阳光不是很强烈刺眼，更适合外出晒太阳。不少人有身体虚弱、怕冷、疲劳、腰膝酸软、气短乏力、夜尿多的症状，甚至经常感到精力不济、无精打采、爱打瞌睡，这跟体内肾阳不足有关。不妨学一学"午间散步采阳养生法"，少在屋里待着，经常到户外晒晒太阳，伸伸懒腰，呼吸新鲜空气。

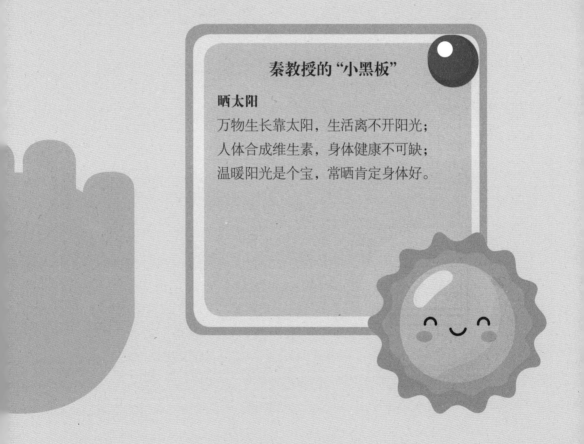

秦教授的"小黑板"

晒太阳

万物生长靠太阳，生活离不开阳光；
人体合成维生素，身体健康不可缺；
温暖阳光是个宝，常晒肯定身体好。

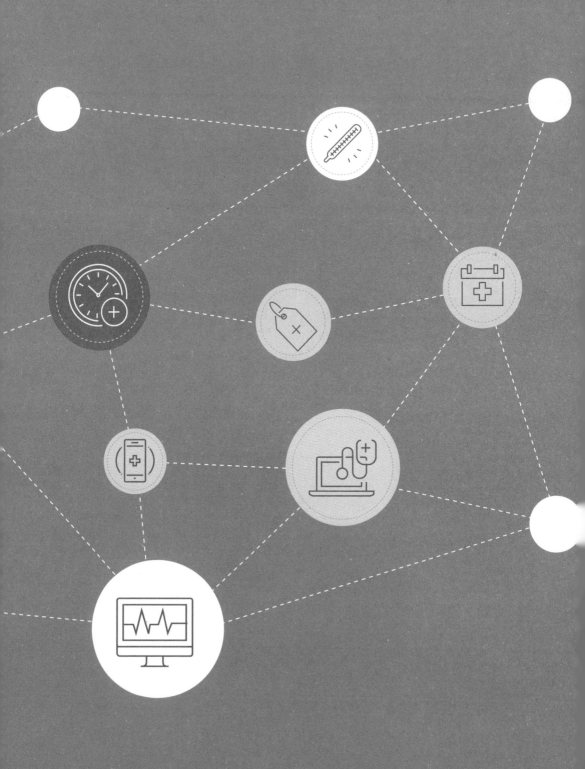

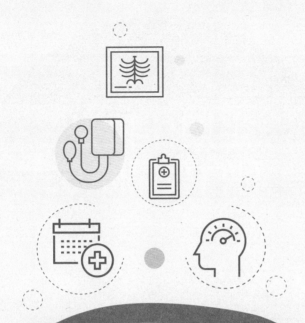

第八章

定期体检是健康的防线

健康体检是指通过医学手段和方法对受检者进行身体检查，了解受检者健康状况、早期发现疾病线索和健康隐患的诊疗行为。体检是一种未雨绸缪的行为，定期体检对健康的重要性不言而喻。

定期体检是一种自我保健方式

定期体检是一种新的自我保健方式，可以降低罹患疾病的概率，转变被动看病为主动检查，变消极治病为积极防病。要守卫健康，就需要定期体检，定期体检是健康的防线。

国民对体检的看法，存在明显差异

定期体检本身是件好事。但人们对体检的看法，却存在明显的差异。多数人对定期体检持积极态度，非常重视，希望通过体检来了解自身的情况。但有的人对定期体检没有足够的认识，认为体检是平时身体不好的人及老年人的事，所以对定期体检如例行公事一般，甚至有的人认为定期体检是没事找事，更有甚者从来不参加定期体检。不愿参加体检的理由不少，归根到底还是对体检的重要性认识不足。但不管什么情况，我们都应该以积极的心态参加体检。

主观感觉自己没有疾病并不完全准确，没有明显的不舒服不等于健康。许多疾病在初期乃至中期可能没有任何不适。我们不要过于相信自己的主观感觉，感觉只是一方面，重要的是通过体检及早发现疾病。

常见的慢性病，如高血压、糖尿病等，如果发现早，虽然不能根治，但通过适当调整自己的生活方式以及科学的药物治疗，可缓解病程进展。另外，有小病小恙时，千万别硬撑着，要及时治疗，莫让小疾酿成大病。无病早防，有病早治才是上策。

易患癌人群，通过体检及早发现

人人都可能受到癌症侵害，特别是对高危人群定期进行筛查，做到早期发现、早期诊断和早期治疗，对提高生存率，降低死亡率尤为重要。研究发现，下列人群相对较易患癌，需要定期检查，及早预防。

有肿瘤家族史的人群。许多常见的恶性肿瘤，如乳腺癌、胃癌、大肠癌、肝癌、食管癌等往往有家族聚集现象，这些人群需要更多地注意自己的健康。

患有与癌症有关疾病的人群。长期患有慢性胃炎、宫颈炎、乙型肝炎、皮肤溃疡的患者易患癌症。

有不良习惯的人群。长期吸烟的人群易患肺癌、胃癌等。长期酗酒者易患食管癌、肝癌等。喜欢喝过热的水、汤及吃刺激性强或粗糙食物的人群易患食管癌。

职业易感人群。长期接触医用或工业用辐射的人群，接受超剂量的照射后，易患白血病、淋巴瘤。有相关的职业致癌因素，如从事煤炭、铁矿、石油、化工等职业的人易患肺癌。

个性易感人群。精神长期处于抑郁、悲伤、自我克制及内向的人群，也较易患癌症，要重视防癌筛查。

防癌体检通常会加入肿瘤标志物、低剂量螺旋 CT 等筛查手段。检查手段的先进，能为癌症的早期诊断提供更多的依据，结合内外科、彩色多普勒超声、细胞学检查等，在早期的癌症筛查上都能起到很好的作用。

防癌体检项目及检查方法的选择，应针对受检对象的具体情况而定。在决定防癌健康体检项目之前，体检者应向医务人员说明自己的健康史、家族肿瘤病史，近期有无不适或可疑症状，甚至向医务人员述说自己所担心的问题，并由医生开出相应检查项目。比如，乙型肝炎及肝硬化患者，要重视血清甲胎蛋白水平、肝脏超声等肝癌诊断相关检查。又比如，年轻人肿瘤风险是相对较低的，但如果有某种癌症家族史，也应当额外增加该癌症相关的检查项目。另外，有胃癌家族史或在胃癌高发区居住的人也需重视防癌筛查。

以储蓄的心态，每年做一次体检

定期体检是全民健康的重要防线，以储蓄健康的心态进行定期体检，达到早发现、早诊断、早治疗的目的，实行体检者由被动体检向主动体检转变。

身体是一个动态系统，每天都在不停地发生着细微的变化，可能体检时体内确实尚无潜在疾病，但也可能已有疾病，但因病变还很轻微，暂时检测不出来。因此，一次体检的结果并不具有长期意义，况且人体的健康会随着时间、年龄、生活习惯及工作压力而改变。所以，坚持每年做一次体检，及时发现问题并解决，对健康非常有意义。

到医院进行健康检查，检查哪些项目呢？这要因人而异，区别对待，要从实际出发，根据自己的年龄、性别、职业、健康状况和家族病史等，全面考虑来作出选择。

血液生化项目（肝肾功能、肿瘤指标、血脂、血糖）和超声波检查比较重要，如发现异常情况，再做进一步检查，不必追求"豪华"的体检套餐。

很多病刚开始是无症状的，如慢性阻塞性肺病，刚开始没有明显感觉，到发作时已经晚了。因此，为了健康，要定期体检。中老年已婚女性除进行上述检查外，还应定期（每年一次）检查子宫和乳腺，以便早期发现宫颈癌和乳腺癌。从事与有毒有害物质密切接触工种的职工，还应定期进行专项检查，以便早期发现职业病。

婴幼儿、儿童、青少年：生长发育检测。包括称体重、量身高、测头围等，出生6个月内的孩子每月查一次；7~24月龄的孩子每3个月查一次；2~5岁（即学龄前期）的孩子半年检测一次。6~17岁的儿童、青少年每周自测一次体重，每季度自测一次身高。学校每年至少进行一次身高、体重测量及性征发育检查。

早检查、早发现、早治疗。每个人如果能自觉、主动地定期去医院进行健康检查，将显著提高各种严重疾病的早期诊断率和治愈率。

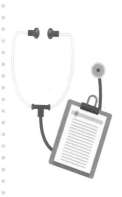

体检前注意事项

体检日期要记住，体检前一天晚上洗个澡，注意保证良好睡眠，同时注意不要吃太油腻、太咸的食物。通常至少要空腹 8~10 小时，这样才能够保证化验结果的准确性。体检的时候也要注意保持良好的情绪，不要过度紧张。

体检的目的

健康体检不是精准治疗疾病，而是发现患病风险并进行提前干预，还可以发现早期疾病，是避免疾病发展为重症的一个途径。

明确身体健康状态

通过定期健康体检，可以明确了解自己身体处于何种状态：第一种状态是健康人群，这类人需要的是保持健康；第二种状态是亚健康人群，这类人身体中存在着某些致病因素，需要及时调整生活方式，消除致病隐患，向健康转归，达到主动管理身体治未病的效果；第三种状态为已患病人群，发现了早期疾病或各种慢性病，需要前往医院就诊。

发现早期疾病

对重大疾病能够早期发现，及时治疗。胃癌、大肠癌、肺癌、乳腺癌、子宫癌等，若能早期发现便能达到好的治疗效果，甚至能完全治愈。血压高、胆固醇值偏高、血糖值偏高的人，平时不会有什么自觉症状，但这类人罹患中风、心肌梗死、糖尿病的概率较高。体检能早期发现这类指标的异常，有效减少慢性病发生的概率。

促进生活方式改善

通过体检，能够了解自己的身体情况，获得管理健康的方法。生活习惯病，也属于慢性病，一旦爆发出来，生活质量会受影响。这种生活习惯病的症状往往是从体检中查出来的。体检给许多这类病患敲响了警钟，由此开始关注自身健康，重视对疾病的防治，下功夫改善自己的不良生活习惯。

秦教授贴心话

　　年龄在 40 岁及以上的人群，应定期进行体检，因为这个年龄段是多种疾病的高发期，不少内科或者外科的疾病都好发于这类人群。曾有调查显示，某社区卫生服务中心对 65 岁及以上老年人进行免费体检，结果仅有不到 1/3 的老年人前来体检，这是为什么呢？一是大家觉得自己很健康，没必要体检；二是受传统思想的影响，不愿暴露"隐私"；三是担心查出问题反而成了精神负担。

　　一位张阿姨，对定期体检完全不放在心上。她认为身体没有什么不舒服，且害怕检查出问题，不查也就不知道，查出病反而成为负担。不幸的是这位张阿姨后来出现身体不适，检查结果是肠癌已经转移。和张阿姨持相同态度的大有人在，平时一定要重视体检，这样才能早检查、早发现。

　　另一位女性患者，在农村筛查中查出宫颈癌早期，随即做了手术，经过一段时间休养后，各方面都恢复得很好。若不是参加筛查，这位女性或许未必能及时发现并控制疾病。

　　70 多岁的王大爷正兴致勃勃准备出国旅游时，体检医院的医生通知他，肺结节要进一步做检查，大爷与医生商量是否能让他旅游回来后再说，医生的回答是：不行。大爷的肺结节经病理切片检验的结果是肺腺癌。手术一个月后，大爷回医院复查，给朋友的微信中这样写道："这次复查，很好，属于肺腺癌早期，切除很干净，未有转移，不用放射、化疗、吃靶向药。三个月后随检，以后每年检查一次。谢谢你们的关心！"大爷休息一段时间后，又踏上了旅游之路，畅游山山水水，在朋友圈发的照片，每张看起来都精气神十足。健康体检能尽早发现没有自觉症状的重大疾病，并达到良好的治疗效果。

　　一位朋友在定期体检中，用肠镜检查发现了肠息肉，随即住院手术。手术后根据医生要求，随诊复查即可。很大一部分肠癌是由肠道息肉演变过来的，因此，及时地干预肠道息肉可以降低肠癌的发病率。所以说，不能小看定期体检，它能帮助我们发现并解决身体隐患。

　　在临床上，超过 60% 的早期肾癌是通过体检发现的。肾癌还有一个称呼叫"体检癌"。也就是说，通过健康体检能够早期发现肾癌。肾脏超声检查可以发现隐藏在肾脏中直径仅 0.5 厘米的肿瘤。当 B 超发现肾脏肿块后，患者应进一步进行 CT 或核磁共振检查，明确肿块性质，及早接受治疗。

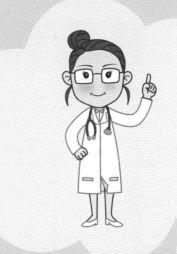

　　作家叶老师认为，加强体检是防范疾病的有效方法。每年都做一次体检，一旦发现有的指标稍偏高，就适当调整自己的生活方式，让指标下降。叶老师平时对身体上出现的小毛病也很重视，身体不适就去看病，不硬撑，不讳疾忌医。叶老师说："千里长堤可毁于蝼蚁之穴。对小毛病不重视，任其发展会变成大病、恶疾，后果不堪设想，这是需要防范的。"

　　通过健康体检，疾病发现得早，治愈率高，花费少，可谓"花小钱，省大钱"。

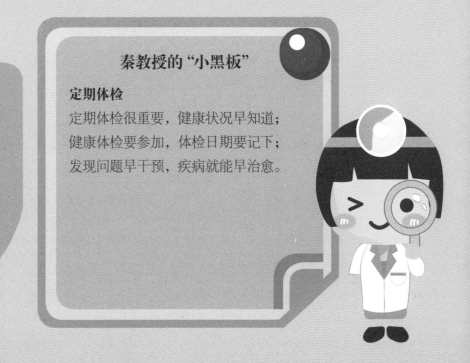

秦教授的"小黑板"

定期体检

定期体检很重要，健康状况早知道；
健康体检要参加，体检日期要记下；
发现问题早干预，疾病就能早治愈。

附录：食材原植物所属科

杨梅科： 杨梅等。

三白草科： 鱼腥草等。

壳斗科： 板栗等。

桑科： 桑叶、桑葚等。

蓼科： 荞麦等。

藜科： 甜菜等。

苋科： 苋菜等。

马齿苋科： 马齿苋等。

睡莲科： 莲藕、芡实等。

番荔枝科： 番荔枝（释迦果）等。

十字花科： 油菜、大白菜、西蓝花、菜花、包菜、荠菜、芜菁、羽衣甘蓝、芥菜、芥蓝、萝卜、西洋菜等。

景天科： 垂盆草、景天等。

蔷薇科： 梨、刺梨、雪梨、苹果、杏仁、桃仁、草莓、樱桃、枇杷、山楂等。

豆科： 黄豆、黑豆、青豆、花生、四季豆、扁豆、豇豆(绿色、深紫红色、淡粉红色)、刀豆、菜豆、毛豆、豌豆、蚕豆、绿豆、赤豆、花豆、鹰嘴豆、豌豆苗、草头、地瓜等。豆科食物一般有豆腥味。

酢浆草科： 杨桃等。

芸香科： 橘子、橙子、旱橘、柠檬、柚子、脐橙等。

漆树科： 腰果、芒果等。

楝科： 香椿等。

无患子科： 桂圆、荔枝等。

鼠李科： 鲜枣、酸枣、冬枣等。

葡萄科： 葡萄等。

锦葵科： 秋葵、冬寒菜等。

猕猴桃科： 猕猴桃等。

山茶科： 各种茶等。

番木瓜科： 番木瓜等。

仙人掌科： 火龙果等。

胡颓子科： 沙棘等。

桃金娘科： 莲雾等。

菱科： 菱角等。

伞形科： 芹菜、西芹、水芹、胡萝卜、香菜、茴香等。伞形科是中药的仓库，我们很多中药都是来源于这个科，比如当归、白芷、柴胡、川芎、羌活、前胡、防风、北沙参、明党参等。

山榄科： 牛油果。

旋花科： 蕹菜（空心菜）、红薯等。

唇形科： 薄荷等。

茄科： 番茄、茄子、辣椒、马铃薯、枸杞及枸杞头、青椒、红椒等。

葫芦科： 黄瓜、南瓜、丝瓜、西瓜、西葫芦、冬瓜、笋瓜、苦瓜、佛手瓜等。

菊科： 生菜、油麦菜、莴苣（莴笋）、马兰头、菊花脑、茼蒿、苦苣、雪莲果、蒲公英等。

禾本科： 稻米、小麦、小米、玉米、茭白、大麦、小麦、燕麦、莜麦、黑麦、黑米、裸麦、高粱、青稞、黄米、薏米、甘蔗、冬笋、春笋等。

莎草科： 荸荠等。

棕榈科： 椰子等。

天南星科： 芋头等。

百合科： 百合、金针菜、蒜苗、大葱等。

薯蓣科： 山药等。

凤梨科： 菠萝等。

芭蕉科： 香蕉等。

姜科： 生姜等。

银杏科： 银杏等。

藻类： 紫菜、海带等。

菌类： 黑木耳、蘑菇、金针菇、香菇、平菇、鸡腿菇、草菇、茶树菇、猴头菇等。

海产品： 海蜇等。

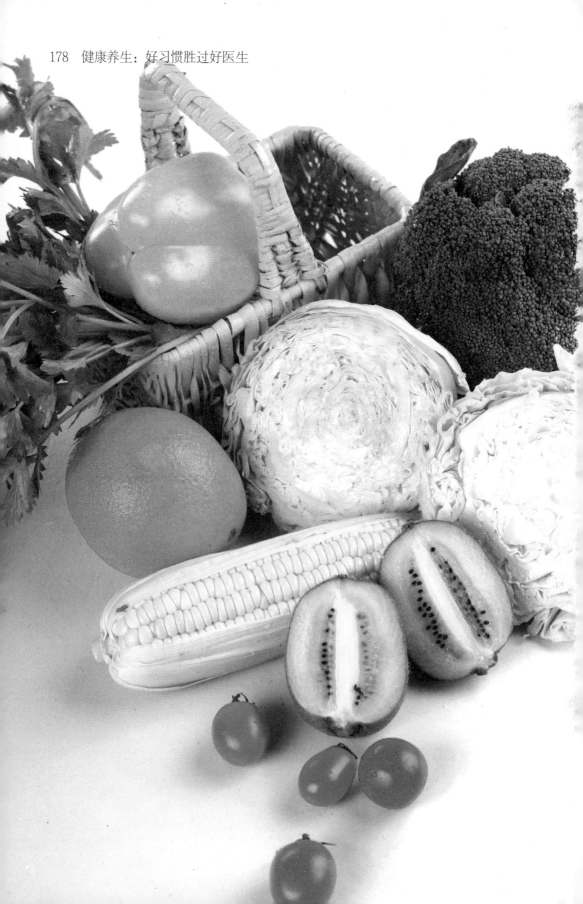

目录

凉拌类

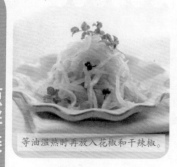

等油温热时再放入花椒和干辣椒。

炝拌莴苣

材料: 莴苣, 香菜, 花椒, 干辣椒, 生抽, 香醋, 麻油, 食用油。

做法: 1.莴苣去皮, 切丝。香菜洗净, 切段。2.将莴苣丝和香菜段放入容器中, 加入生抽、香醋、麻油。3.炒锅中倒油, 油温热时放入花椒和干辣椒, 待香味充分分散发后, 去掉花椒和干辣椒, 将热油浇在莴苣丝上, 翻拌均匀即可。

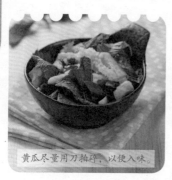

黄瓜尽量用刀拍碎, 以便入味。

紫苏拌黄瓜

材料: 黄瓜, 紫苏叶, 大蒜, 香醋, 生抽, 橄榄油 (或麻油)。

做法: 1.将洗净的黄瓜纵切为二, 用刀拍松, 再切成2厘米左右的小段。2.紫苏叶洗净, 撕成片。3.大蒜去皮, 用刀拍扁, 剁成蒜泥。4.将黄瓜段、紫苏片和蒜泥装入大碗中, 分别淋入香醋、生抽、橄榄油 (或麻油), 调匀装盘即可。

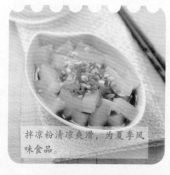

拌凉粉清凉爽滑, 为夏季风味食品。

拌凉粉

材料: 凉粉, 花生碎, 大蒜, 香葱, 香醋, 生抽, 麻油。

做法: 1.将凉粉用开水稍烫一下, 切成大小合适的小块。2.大蒜去皮, 剁成蒜泥。香葱洗净, 切段。3.将凉粉块、花生碎、葱段、香醋、生抽、蒜泥、麻油一并放入容器中, 混合拌匀即可。

凉拌海蜇丝

材料： 水发海蜇丝，黄瓜，红甜椒，大蒜，生抽，香醋，麻油。

做法： 1.黄瓜洗净，切丝。红甜椒洗净，去蒂，去子，切丝，用沸水略烫一下。2.大蒜去皮，用刀拍扁，剁成蒜泥。3.将泡发好的海蜇丝、黄瓜丝、甜椒丝、蒜泥放入大碗中，再将所有调料放入其中，拌匀装盘即可。

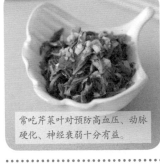

海蜇皮需浸泡4~8小时或更长时间，以去其涩味。

爽口芹菜叶

材料： 香芹叶，大蒜，香醋，生抽，橄榄油。

做法： 1.香芹叶洗净，焯水断生成暗绿色，再浸泡在凉开水里，冷却后沥干水分，放入碗中。2.大蒜去皮，用刀拍扁，剁成蒜泥。3.将蒜泥、香醋、生抽、橄榄油一并放入碗中，拌匀装盘即可。

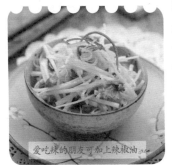

常吃芹菜叶对预防高血压、动脉硬化、神经衰弱十分有益。

炝拌大白菜

材料： 白菜，红、黄甜椒，香菜，麻油，食用油，香醋，生抽，花椒，干辣椒。

做法： 1.白菜洗净，切丝。甜椒洗净，去蒂，去子，切丝。香菜洗净，切段。2.将白菜丝、甜椒丝和香菜段放入容器中，倒入麻油、香醋和生抽。3.炒锅中倒油，油微温时放入花椒、干辣椒，待香味散发后，去掉花椒和干辣椒，趁热将油浇在白菜丝上即可。

爱吃辣的朋友可加上辣椒油。

4

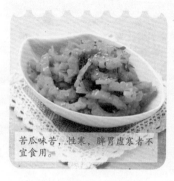

苦瓜味苦，性寒，脾胃虚寒者不宜食用。

凉拌苦瓜

材料： 苦瓜，香菜，熟白芝麻，生抽，柠檬汁，辣椒油。

做法： 1.苦瓜洗净，去掉苦瓜瓤，斜切成片。2.锅中水烧开后，苦瓜片倒入锅中焯一下，由本色转变成亮绿色即可，捞出晾凉，放入大碗中。3.香菜洗净，切碎，放入大碗中。再依次放入柠檬汁、生抽、辣椒油，拌匀后装盘，撒上熟白芝麻即可。

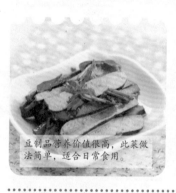

豆制品营养价值很高，此菜做法简单，适合日常食用。

拌香干

材料： 香干，香菜，大蒜，麻油，生抽，香醋。

做法： 1.香干切成片，放入容器中备用。2.香菜洗净，切成小段。大蒜去皮，剁成蒜末。3.将蒜末和香菜放入盛放香干的容器中，再依次放入生抽、麻油、香醋，拌匀即可。

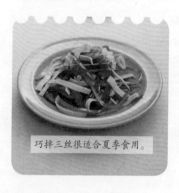

巧拌三丝很适合夏季食用。

巧拌三丝

材料： 水发海带，干豆皮，红甜椒，生抽，香醋，橄榄油（或麻油）。

做法： 1.海带和干豆皮切丝后，焯熟，沥干，晾凉。2.红甜椒洗净，去蒂，去子，切丝。3.将上述食材放入盘中，淋入少量生抽、香醋、橄榄油（或麻油），放入盘中，拌匀即可。

凉拌茼蒿

材料： 茼蒿，大蒜，生抽，麻油。

做法： 1.茼蒿去掉老梗、老叶，洗净，焯水断生，捞出后沥水晾凉，放入容器中。2.大蒜去皮，剁成蒜末，放入容器中。3.在容器中放入生抽、麻油，拌匀装盘即可。

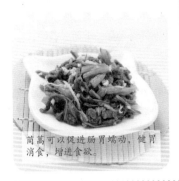

茼蒿可以促进肠胃蠕动，健胃消食，增进食欲。

凉拌紫甘蓝

材料： 紫甘蓝，香菜，圣女果，白醋，生抽，橄榄油（或麻油）。

做法： 1.紫甘蓝洗净，切丝。香菜洗净，切段。圣女果洗净，每个切成4瓣。2.将紫甘蓝、香菜和圣女果放入容器中，依次淋入少量白醋、生抽、橄榄油（或麻油），拌匀即可。

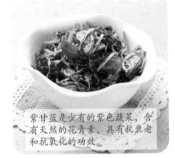

紫甘蓝是少有的紫色蔬菜，含有天然的花青素，具有抗衰老和抗氧化的功效。

凉拌木耳

材料： 水发黑木耳，香菜，大蒜，小葱，生抽，香醋，橄榄油（或麻油）。

做法： 1.黑木耳撕成小块。倒入锅中焯水1~2分钟，捞出晾凉后放入容器中。2.大蒜去皮，用刀拍扁，剁成蒜泥。小葱、香菜洗净，切碎。3.依次在容器中淋入生抽、香醋、橄榄油（或麻油），放上蒜泥，撒上小葱、香菜，拌匀即可。

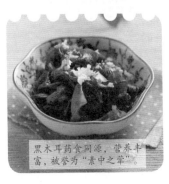

黑木耳药食同源，营养丰富，被誉为"素中之荤"。

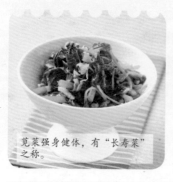

苋菜强身健体，有"长寿菜"之称。

凉拌苋菜

材料： 苋菜，大蒜，小葱，香醋，生抽，麻油。

做法： 1.苋菜去根，洗净。2.大蒜去皮，用刀拍扁，剁成蒜泥。小葱洗净，切成葱花。3.将苋菜焯水半分钟后切段，放入容器中，再放入蒜泥，依次淋入少量香醋、生抽、麻油，拌匀装盘，撒上葱花即可。

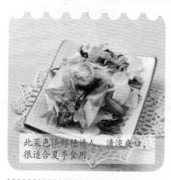

此菜色泽鲜艳诱人，清淡爽口，很适合夏季食用。

凉拌生菜

材料： 生菜，苦苣，紫甘蓝，圣女果，橄榄油（或麻油），生抽，香醋。

做法： 1.将生菜、苦苣和紫甘蓝洗净，用手撕成适合入口的大小，然后放入容器中。2.圣女果洗净，每个切成4瓣，也放入容器中。3.再在容器中依次淋入橄榄油（或麻油）、生抽、香醋，拌匀装盘即可。

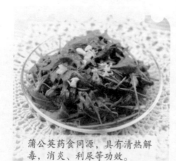

蒲公英药食同源，具有清热解毒，消炎、利尿等功效。

凉拌蒲公英

材料： 蒲公英，大蒜，麻油，陈醋，生抽。

做法： 1.蒲公英择洗干净，沥干。大蒜去皮，用刀拍扁，剁成蒜泥。2.锅中水烧开后，放入蒲公英焯一下捞出，待冷却后稍切装盘。3.将蒜泥放入盘中，并向盘中依次淋入少量陈醋、生抽、麻油，搅拌均匀即可。

凉拌马齿苋

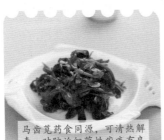

马齿苋药食同源，可清热解毒，对防治细菌性痢疾有良效。孕妇不宜食用。

材料：马齿苋，大蒜，橄榄油（或麻油），生抽，香醋。

做法：1.马齿苋洗净，焯水至叶变薄后切段，放入容器中备用。2.大蒜去皮，用刀拍扁，剁成蒜泥。将蒜泥放入碗中，依次加入香醋、生抽、橄榄油（或麻油），调和成凉拌汁。3.将凉拌汁倒入马齿苋中，翻拌均匀，装盘即可。

香椿芽拌豆腐

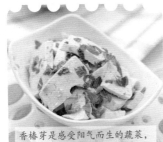

香椿芽是感受阳气而生的蔬菜，可健脾开胃，增加食欲。

材料：豆腐，香椿芽，蚝油，盐，橄榄油（或麻油）。

做法：1.香椿芽洗净，放入锅中焯水，香椿变成绿色立刻捞出，沥干晾凉后切成碎末。2.豆腐上锅蒸3分钟，晾凉后切成小块儿。3.香椿末和豆腐放入碗中，放入盐、橄榄油（或麻油）和蚝油，拌匀即可。

柠檬香藕片

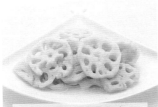

熟莲藕具有健脾养胃、养血生肌的功效。

材料：莲藕，柠檬汁，白糖，盐。

做法：1.莲藕清洗干净，去皮切成薄片，焯水1分钟左右，捞出沥干，晾凉，放入大碗中。2.取一只小碗，放入柠檬汁和少量白开水，放入白糖，搅拌匀，然后倒入大碗中。放入少量盐，拌匀，腌制5分钟即可。

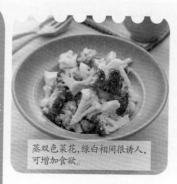

清蒸类

蒸双色菜花，绿白相间很诱人，可增加食欲。

蒸双色菜花

材料: 西蓝花，有机菜花，生抽，香醋，橄榄油（或麻油）。

做法: 1.将西蓝花和有机菜花浸泡在淡盐水中10分钟，清水洗净，沥干，掰成小朵放入盘中。2.蒸锅中水开后，将盛菜的盘子上锅蒸5分钟左右。3.待西蓝花呈鲜绿色，有机菜花呈乳白色，将盘子从锅中取出，倒入生抽、香醋、橄榄油（或麻油）拌匀即可。

蒸红薯

材料: 红薯。

做法: 红薯洗净，蒸锅里水开后，放入蒸锅的蒸格上。根据红薯大小不同，所蒸时间不一样，一般蒸30分钟左右，以筷子能戳得动为准，戳不动接着蒸。蒸好后关火，再闷一下即可。蒸熟的红薯软绵甘甜，老少皆宜。

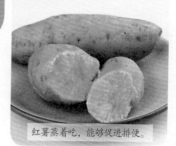

红薯蒸着吃，能够促进排便。

蒸山药

材料: 山药。

做法: 山药洗净，切成约5厘米长的山药段，蒸锅里水开后，放入蒸锅的蒸格上，一般蒸20分钟左右，用筷子戳得动，吃到嘴里不麻嘴，说明已彻底蒸熟。如果吃到嘴里麻嘴，表明山药没有熟透，要继续蒸。蒸好后关火，再闷一会儿即可。

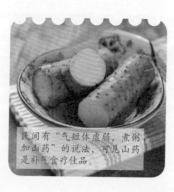

民间有"气短体虚弱，煮粥加山药"的说法，可见山药是补气食疗佳品。

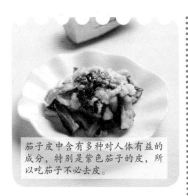

茄子皮中含有多种对人体有益的成分，特别是紫色茄子的皮，所以吃茄子不必去皮。

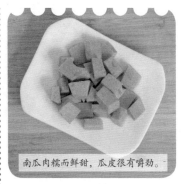

南瓜肉糯而鲜甜，瓜皮很有嚼劲。

蒸茄子

材料： 长茄子，大蒜，豆瓣酱，橄榄油（或麻油）。

做法： 1.茄子去柄，去蒂后洗净，连皮纵切成数条，再切成2~3厘米长的条形，放入盘中。2.大蒜去皮，用刀拍扁，剁成蒜泥放入装有茄子的盘子上。3.蒸锅内水开后，将茄子放在蒸锅的蒸格上，中火蒸15分钟左右，用筷子能够轻松戳透即可。4.蒸熟的茄子趁热放入豆瓣酱，再淋上橄榄油（或麻油），拌匀即可。

蒸南瓜

材料： 南瓜。

做法： 1.南瓜洗净，去子，去皮（也可不去皮），切块，放入碗中。2.蒸锅里水开后，将装有南瓜的碗放入蒸锅的蒸格上，中火蒸15~20分钟，用筷子戳一下，戳不动继续蒸。蒸好后关火再闷一下即可。南瓜是少有的橘红色蔬菜，常吃有益健康。蒸好后的南瓜无需放其他调料。

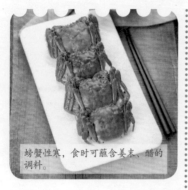

螃蟹性寒，食时可蘸含姜末、醋的调料。

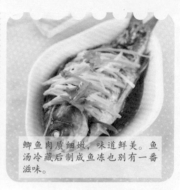
鲫鱼肉质细嫩，味道鲜美。鱼汤冷藏后制成鱼冻也别有一番滋味。

清蒸大闸蟹

材料：大闸蟹，姜，陈醋，生抽，香油，米酒。

做法：1.将大闸蟹刷洗干净（捆绑绳子不用解开），用米酒腌渍10~15分钟。2.生姜洗净，去皮，一部分切成末，一部分切成片。将部分姜片均匀码放在盘子上，把螃蟹肚子朝上码放在姜片上，再在螃蟹上码放一些姜片。3.蒸锅内水烧开后，将放螃蟹的盘子放入锅中，中火蒸10~15分钟（依大闸蟹大小调整蒸的时间）关火，再闷5分钟。4.将姜末放入碗中，倒入生抽、陈醋和香油，搅拌均匀，制成三合油。蒸好的螃蟹取出，解去绳子装盘，吃时蘸三合油即可。

清蒸鲫鱼

材料：鲫鱼，香菜，葱白，生姜，大蒜，料酒，食用油，生抽（或蒸鱼豉油），盐。

做法：1.鲫鱼去掉腮、鳞及内脏，刮干净鱼腹内部的黑膜。在鱼身上划一字刀口，洗净，沥干水备用。2.葱白洗净切丝，稀疏地铺在盘中，然后将鲫鱼装盘，鱼上面再放一些葱白丝。生姜洗净，切丝。大蒜去皮，剁成蒜泥，将姜丝、蒜泥放于鱼上。香菜洗净，切段备用。3.取一小碗，放入料酒、生抽（或蒸鱼豉油）和适量的盐，调拌均匀，淋在鱼上。4.蒸锅内水开后，将鱼放在蒸格上，大火蒸10~15分钟，可见鲫鱼的眼珠变白突出，并见汤汁稍浸泡鲫鱼身时，表示鱼蒸熟了，淋上食用油，再焖3分钟，放上香菜段即可。

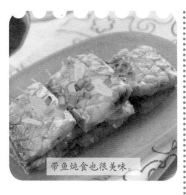

带鱼炖食也很美味。

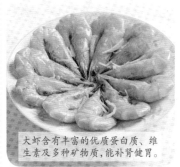

大虾含有丰富的优质蛋白质、维生素及多种矿物质，能补肾健胃。

清蒸带鱼

材料： 新鲜带鱼，香葱，生姜，大蒜，生抽，料酒，盐，食用油。

做法： 1.带鱼去头、内脏、内膜，洗净，切段，沥干。香葱洗净，葱白切段，葱叶切成葱花。生姜洗净，切成片。大蒜去皮，切片。2.将葱白和一部分姜片码放在盘子底部，将带鱼段码放在上面，再将剩余的姜片码放在带鱼段上。3.取一小碗，放入生抽、料酒、食用油，再加入适量的盐，搅拌均匀。将搅拌好的调料淋在带鱼段上，静置5分钟左右。4.蒸锅中水烧开后，将装有带鱼的盘放入蒸锅内，大火蒸10分钟左右，见汤汁稍浸泡带鱼段，撒入葱花、蒜片后关火，稍闷一下即可。

清蒸大虾

材料： 新鲜大虾，生姜，生抽，陈醋，香油，米酒。

做法： 1.将大虾洗净沥水。2.生姜洗净，一部分切成片，一部分切成丝。3.将姜片码在盘底，大虾码放在姜片上，再均匀地撒上姜丝，淋上一汤匙米酒，腌制3~5分钟。4.蒸锅中水烧开后，将装有大虾的盘放在蒸锅的蒸格上，大火蒸10分钟左右，关火再闷3分钟。取一小碗，放入生抽、陈醋、香油和姜丝，调制成蘸料食用即可。

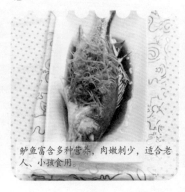

鲈鱼富含多种营养，肉嫩刺少，适合老人、小孩食用。

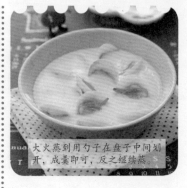

大火蒸到用勺子在盘子中间划开，成羹即可，反之继续蒸。

清蒸鲈鱼

材料：鲈鱼，香葱，生姜，大蒜，生抽，豉油，料酒，柠檬，食用油。

做法：1.鲈鱼去腮、鳞及内脏，刮净鱼腹内的黑膜，洗净沥干，鱼腹上划上花刀。2.香葱洗净，葱白切段，葱叶切丝。生姜切丝。大蒜剥皮，剁成蒜泥。将葱段、蒜泥和一部分姜丝塞入鱼肚子，将鱼装盘。3.取一小碗，放入生抽、豉油、料酒和食用油，将柠檬挤出汁淋在碗中，搅拌均匀。4.将碗中调料淋在鱼上，再将剩余姜丝和葱丝均匀地撒在鱼上，静置5分钟。5.蒸锅内水烧开后，将装有鲈鱼的盘放在蒸锅内，大火蒸10~15分钟左右，可见鲈鱼的眼珠变白突出，并见汤汁稍浸泡鲈鱼身时，表示鱼已蒸熟，关火再闷5分钟即可。

蒸鸡蛋羹

材料：鸡蛋，蛤蜊，生姜，生抽，米醋，食用油。

做法：1.蛤蜊放入淡盐水中，使其将体内的细沙吐干净，然后洗刷干净。2.生姜洗净，切片。锅中放入清水，水开后放入生姜片、蛤蜊，煮至蛤蜊全部张开壳后，迅速捞出。3.将鸡蛋打在深盘中，一边加温水一边用筷子搅拌到用筷子挑起无丝状挂下即可，蛋液和水的比例约为1:1.5。4.将蛤蜊摆入盘底。给盘子盖上瓷盘，然后将盘子上锅蒸，上汽后，蒸15分钟左右。出锅后，淋入生抽、米醋和食用油即可。

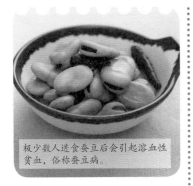

极少数人进食蚕豆后会引起溶血性贫血，俗称蚕豆病。

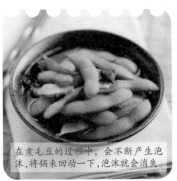

在煮毛豆的过程中，会不断产生泡沫，将锅来回动一下，泡沫就会消失。

水煮蚕豆

材料： 蚕豆，生姜，大蒜，八角，茴香，干辣椒，花椒，桂皮，盐。

做法： 1.蚕豆剥去壳，洗净，沥干。生姜洗净，切成片。大蒜去皮，切片。2.蚕豆倒入锅内，加入适量的水，以水稍没过蚕豆即可，放入姜片、蒜片、八角、茴香、干辣椒、桂皮和花椒，大火烧开后，中火煮 8~10 分钟后，放入适量的盐，再煮约 2 分钟，偶尔可见蚕豆皮稍裂开即可关火。关火后不要马上盛出，静置半小时左右，口味更佳。

盐水毛豆

材料： 毛豆,生姜,八角,桂皮,盐。

做法： 1.将毛豆放入盐水中，反复搓洗，洗净后沥水。2.生姜洗净，切片。八角掰成瓣。3.毛豆倒入锅中，加入适量的水，以水稍没过毛豆即可，放入姜片、八角、桂皮，大火烧开后，中火煮 6~8 分钟左右，放入适量的盐，再煮 3~5 分钟关火，闷 10 分钟左右，使其入味后装盘即可。毛豆在煮制的过程中，外观从原来的青绿色到亮绿色，煮好后毛豆呈暗绿色。

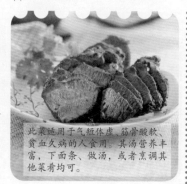

 此菜适用于气短体虚、筋骨酸软、贫血久病的人食用。其汤营养丰富，下面条、做汤，或者烹调其他菜肴均可。

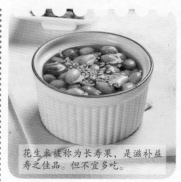

花生米被称为长寿果，是滋补益寿之佳品。但不宜多吃。

水煮牛肉

材料： 牛腱肉，生姜，大葱，八角，料酒，盐。

做法： 1.牛肉切大块，浸泡水中，去掉血污，洗净，控水。2.生姜洗净，拍松。大葱洗净，打成结。3.牛肉放入砂锅内，加入没过牛肉的水，大火烧开后，撇去浮沫，加入料酒、生姜块、葱结、八角、盐，再次烧开后，中火炖约2小时，炖到用筷子能戳动即可。4.牛肉块捞出，晾凉后放在保鲜盒内，再放入冰箱冷藏室冷透后切成薄片装盘，蘸料汁（细姜丝、青蒜丝、生抽、香醋等调成或是细姜丝、青蒜丝、甜面酱、辣椒酱调成）吃或将料汁倒入牛肉薄片上。

柏子仁煮花生米

材料： 花生米，柏子仁，生姜，桂皮，花椒，葱白，八角，盐。

做法： 1.花生米、柏子仁洗净，沥干。2.八角瓣成瓣。生姜洗净，去皮，切成片。葱白洗净，切段。3.锅内放入八角、花椒、桂皮、姜片和葱段后，倒入花生米和柏子仁，加适量水，以水稍没过花生米即可。4.大火稍煮开后，撇去浮沫，中火煮10分钟左右，加入少量的盐，待花生米身上的花生衣展开，吃到嘴里酥烂，表明熟透，再在花生汤里闷20~30分钟，使其更加入味。

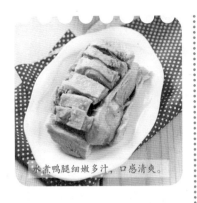

水煮鸭腿细嫩多汁，口感清爽。

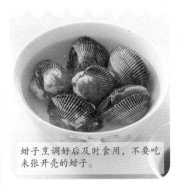

蛤子烹调好后及时食用，不要吃未张开壳的蛤子。

水煮鸭腿

材料： 鸭腿，生姜，大葱，八角，料酒，盐。

做法： 1.鸭腿洗净，除去鸭腿皮下的脂肪，用盐和料酒擦后放置半天。2.生姜洗净，切片。大葱洗净，打结。砂锅内倒入适量水，加入八角、生姜片、大葱结、盐。3.砂锅内水沸腾后，放入鸭腿，快沸时撇去浮沫，继续再中小火煮约20分钟，其间不停地将鸭腿两面翻转，待筷子戳得动，且有汤液溢出，即可关火，再闷10分钟取出即可。晾凉后横切装盘。

水煮蛤子

材料： 蛤子，小葱，生姜，海盐。

做法： 1.清水中放入少量海盐，将买回的蛤子倒入其中，养1~2天，中途换一次清水，再放入一点儿海盐，让蛤子吐净沙子。2.用刷子把蛤子壳刷干净，洗净后的蛤子捞起沥干。小葱洗净，切段。生姜洗净，切成片。3.锅里放入清水，将葱段、姜片放入其中，待水开后，倒入洗净的蛤子，水稍没过蛤子即可，大火煮，其间将锅里的蛤子反复翻动4~5分钟。看到气泡覆盖整个蛤子，并见绝大多数蛤子壳都张开时，就煮好了。

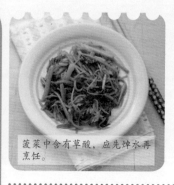

菠菜中含有草酸，应先焯水再烹饪。

炒菠菜

材料： 鲜菠菜，胡萝卜，盐，食用油。

做法： 1.菠菜洗净，切段。胡萝卜洗净，切丝。将菠菜和胡萝卜丝分别在开水中稍微焯一下。2.炒锅烧热，倒油，油微温时，倒入胡萝卜丝，炒至有黄色汁液再倒入菠菜，放入少许盐，翻炒均匀即可。

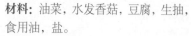

油菜炒香菇加豆腐

材料： 油菜，水发香菇，豆腐，生抽，食用油，盐。

做法： 1.香菇切块。油菜掰开洗净，切段。豆腐切块。2.炒锅烧热，倒入食用油，油微温时倒入香菇翻炒，再倒入油菜、豆腐翻炒至汤汁渗出，放少量盐、生抽，翻炒均匀即可。

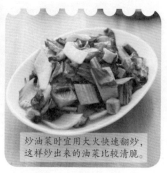

炒油菜时宜用大火快速翻炒，这样炒出来的油菜比较清脆。

炒包菜

材料： 包菜，干辣椒，大蒜，生姜，陈醋，生抽，食用油。

做法： 1.包菜剥开洗净，用手撕成片，主脉切成薄片。2.干辣椒剪成多段。大蒜、生姜去皮，切片。3.炒锅烧热，倒油，油微温时放入干辣椒、蒜片和姜片，倒入包菜，先后加入生抽、陈醋，翻炒均匀，装盘即可。

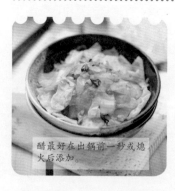

醋最好在出锅前一秒或熄火后添加。

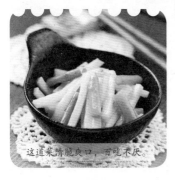

这道菜清脆爽口，百吃不厌。

清炒茭白芦笋

材料： 茭白，芦笋，淀粉，盐，食用油。

做法： 1.芦笋去老茎，切段。茭白去皮，切成长条状。2.取一碗，放入淀粉，倒入凉开水，搅拌均匀成水淀粉。3.炒锅烧热，倒入油，油微温时，倒入芦笋和茭白翻炒，淋入少量的水，盖上锅盖焖1~2分钟，开盖后继续翻炒的同时，放入适量盐，并淋入少许水淀粉，翻炒至收汁即可。

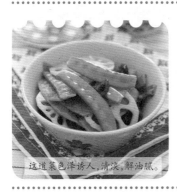

这道菜色泽诱人，清淡，解油腻。

荷塘小炒

材料： 荷兰豆，胡萝卜，莲藕，鲜马蹄，水发黑木耳，料酒，食用油，盐。

做法： 1.莲藕、胡萝卜、马蹄分别洗净，去皮，切片。荷兰豆洗净，去筋。黑木耳洗净，撕成小朵。2.锅中水开后，将以上食材焯水断生。3.锅中倒入食用油，放入所有食材，淋入料酒，放入少量盐，翻炒均匀即可。

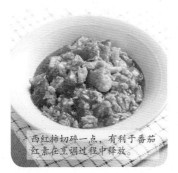

西红柿切碎一点，有利于番茄红素在烹调过程中释放。

西红柿炒鸡蛋

材料： 西红柿，鸡蛋，食用油，盐。

做法： 1.将西红柿清洗干净，切成小块，装入盘中待用。2.鸡蛋打散在热油锅中炒熟，盛出待用。3.锅中热油，倒入西红柿翻炒。4.西红柿炒出汁水后，加入炒好的鸡蛋和盐，翻炒均匀即可。

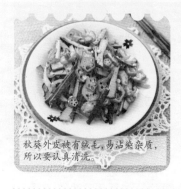

秋葵外皮被有绒毛，易沾染杂质，所以要认真清洗。

秋葵炒香干

材料: 秋葵，香干，大蒜，生抽，白醋，盐，食用油。

做法: 1.秋葵洗净，去蒂，切片。香干切片备用。2.大蒜去皮，切片。3.炒锅烧热，倒入油，放入蒜片，倒入秋葵，大火快炒，淋入白醋，倒入香干，淋入生抽，快速翻炒，加少量盐，翻炒均匀后即可出锅。

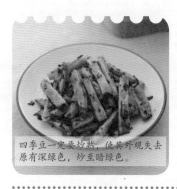

四季豆一定要炒熟，使其外观失去原有深绿色，炒至暗绿色。

橄榄菜炒四季豆

材料: 四季豆，橄榄菜，大蒜，食用油，盐。

做法: 1.四季豆洗净，豆筋撕掉，掰成段，焯水断生。大蒜去皮，剁成蒜末。2.炒锅烧热，倒入适量油，油微温时，放入蒜末，煸出香味，倒入四季豆，煸炒至暗绿色，放入橄榄菜和少量盐，翻炒均匀即可。

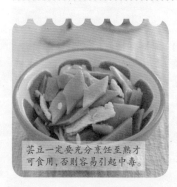

芸豆一定要充分烹饪至熟才可食用，否则容易引起中毒。

芸豆炒肉丝

材料: 芸豆，猪肉，胡萝卜，生抽，生姜，大蒜，鸡蛋清，淀粉，食用油，盐。

做法: 1.芸豆洗净，去筋，斜切段，焯水断生。胡萝卜洗净，去皮，切片，焯水断生。2.猪肉切丝，加入淀粉、生抽、鸡蛋清腌一会儿。大蒜、生姜去皮，切片。3.炒锅倒油，油微温时，放入蒜片和姜片，倒入肉丝，翻炒至肉变色，放盐、芸豆和胡萝卜，炒匀即可。

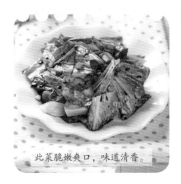

此菜脆嫩爽口，味道清香。

炒芥菜

材料： 芥菜，大蒜，小葱，生抽，姜汁，盐，食用油。

做法： 1.芥菜洗净，梗斜切成片，叶切碎。2.大蒜去皮，剁成末。小葱洗净，切成葱花。3.炒锅烧热，倒入食用油，油温微热时，放入葱花、蒜末，倒入芥菜梗，急火快炒变软，再放入菜叶，淋入姜汁，菜叶炒软后，淋入生抽，放入少量盐炒匀即可。

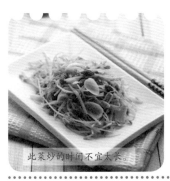

此菜炒的时间不宜太长。

炒豌豆苗

材料： 豌豆苗，鲜百合，大蒜，枸杞，食用油，盐。

做法： 1.豌豆苗去除老的茎叶，洗净，沥干。2.大蒜去皮，切片。百合洗净。枸杞子泡一下。3.炒锅烧热，倒入油，油微温时，放入蒜片、百合煸炒，倒入豌豆苗，急火快炒，放入枸杞和少量盐，翻炒均匀即可。

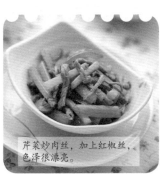

芹菜炒肉丝，加上红椒丝，
色泽很漂亮。

香芹炒肉丝

材料： 芹菜，里脊肉，红甜椒，大蒜，生姜，淀粉，料酒，生抽，食用油，盐。

做法： 1.香芹择洗干净，切段。红甜椒、生姜切丝。大蒜切片。2.里脊肉切丝，放入碗中，加入淀粉、生抽、料酒和姜丝腌制。3.炒锅烧热，倒油，油起小泡时放入蒜片、肉丝翻炒，炒至肉丝变黄倒入香芹和红甜椒，淋入生抽，放入少量盐，翻炒均匀装盘。

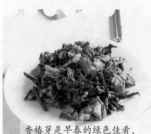

香椿芽是早春的绿色佳肴，品尝时间只有10来天，转瞬即逝。

香椿芽炒鸡蛋

材料：香椿芽，鸡蛋，盐，生抽，食用油。

做法：1.香椿芽洗净，稍焯水，沥干，切段。鸡蛋打入碗内，再加入适量的盐，搅拌均匀。2.炒锅烧热，倒入食用油，油起小泡后，倒入和匀的蛋液，炒至鸡蛋两面金黄，倒入香椿芽、生抽，再翻炒几下装盘即可。

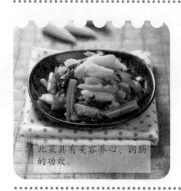

此菜具有美容养心、润肠的功效。

玉米笋炒芥蓝

材料：芥蓝，玉米笋，大蒜，江米酒，盐，食用油。

做法：1.芥蓝、玉米笋洗净，切段，焯水断生，备用。2.大蒜去皮，切片。3.炒锅烧热，倒入油，油微温时，放入蒜片、芥蓝和玉米笋，边翻炒边淋入江米酒，然后放入少量盐，翻炒均匀后出锅装盘。

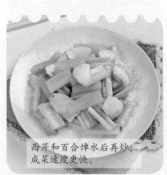

西芹和百合焯水后再炒，成菜速度更快。

西芹炒百合

材料：西芹，鲜百合，生抽，食用油，盐。

做法：1.西芹洗净，切段。百合掰小瓣，洗净。西芹和百合分别焯水断生，沥水，备用。2.炒锅烧热，倒油，油温起小泡时，倒入西芹快速翻炒几下，再倒入百合翻炒3~4分钟，最后加入生抽、少量盐，翻炒均匀即可。

西芹炒腰果

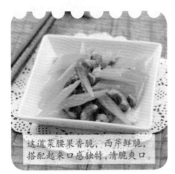

这道菜腰果香脆，西芹鲜脆，搭配起来口感独特，清脆爽口。

材料： 西芹，腰果，食用油，盐。

做法： 1.西芹洗净，斜切成片，备用。2.炒锅烧热，热锅冷油放入腰果，小火慢慢煸炒至金黄色后装盘。3.锅中留底油，倒入西芹大火煸炒，西芹变色后倒入已炒好的腰果，放入适量盐，翻炒均匀装盘即可。

蒜蓉空心菜

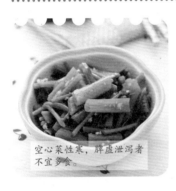

空心菜性寒，脾虚泄泻者不宜多食。

材料： 空心菜，大蒜，盐，食用油。

做法： 1.空心菜洗净，沥干，将茎、叶柄和叶片分开，茎和叶柄切段，叶片稍切即可。大蒜去皮，剁成蒜末。2.炒锅烧热，倒入少量油，放入一半蒜末，再倒入空心菜茎和叶柄，炒一会儿，再放入菜叶，叶片由淡绿变暗绿后，放入剩下的蒜末、适量的盐翻炒均匀即可。

炒油麦菜

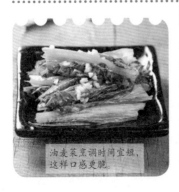

油麦菜烹调时间宜短，这样口感更脆。

材料： 油麦菜，大蒜，盐，食用油。

做法： 1.油麦菜洗净，沥干，切成5~8厘米长的段。大蒜去皮，剁成蒜末。2.铁锅内倒入少量油，放蒜末，煸炒出香味，再放入油麦菜，快速翻炒至菜变软时，放入少量的盐，炒匀即可。

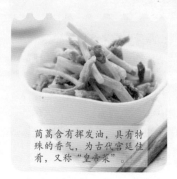

茼蒿含有挥发油，具有特殊的香气，为古代宫廷佳肴，又称"皇帝菜"。

茼蒿小炒肉

材料： 茼蒿，里脊肉，生姜，大蒜，枸杞，料酒，生抽，淀粉，盐，食用油。

做法： 1.茼蒿洗净，切段。大蒜、生姜去皮，切片。里脊肉切丝，放入碗中，加入淀粉、料酒、生抽、姜片腌制。2.油锅烧热放入肉丝炒至变黄后倒入茼蒿、枸杞、蒜片，加入生抽、盐，翻炒即可。

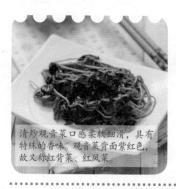

清炒观音菜口感柔软细滑，具有特殊的香味。观音菜背面紫红色，故又称红背菜、红凤菜。

清炒观音菜

材料： 观音菜，大蒜，食用油，盐。

做法： 1.观音菜洗净，沥干，茎叶分开切成段。大蒜去皮，剁成蒜末。2.炒锅烧热，油温微热时，放入一半的蒜末，煸炒出香味，倒入观音菜茎炒2分钟左右，再倒入叶子大火快炒几下，放入少量的盐和剩下的蒜末，翻炒均匀，装盘即可。

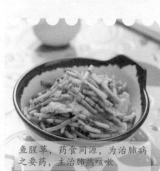

鱼腥草，药食同源，为治肺病之要药，主治肺热咳嗽。

鱼腥草炒鸡蛋

材料： 鱼腥草，鸡蛋，盐，食用油。

做法： 1.鱼腥草洗净，切段，焯水，沥干。2.鸡蛋打入碗中，放入少量水，搅匀。3.铁锅内倒入多一些的油，油起小泡时，倒入鸡蛋液，蛋液在锅中鼓起时将其滑散，待其变得蓬松，成絮状后装盘。4.锅中留底油，倒入鱼腥草，大火快炒2~3分钟，倒入鸡蛋，放入盐，翻炒均匀即可。

蒜蓉西葫芦

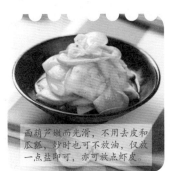

西葫芦嫩而光滑，不用去皮和瓜瓤，炒时也可不放油，仅放一点盐即可，亦可放点虾皮。

材料：西葫芦，大蒜，盐，食用油。

做法：1.西葫芦洗净，切片。大蒜去皮，剁成蒜末。2.铁锅烧热后，倒入油，放入一半蒜末，煸炒出香味，倒入西葫芦片，一边快炒，一边往锅周围洒热水，待西葫芦果皮由本色变成翠绿，放入剩下的蒜末，再放入少量盐，翻炒均匀即可。

炒西瓜皮

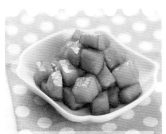

西瓜皮有清热降火、解暑消热、开胃生津、美白皮肤的作用。

材料：西瓜皮，小葱，生姜，盐，食用油。

做法：1.西瓜皮去绿皮和里面的红瓤，切成方块。2.小葱洗净，切成葱花。生姜去皮，切丝。3.炒锅倒油，油微温时，放入葱花、姜丝，煸炒出香味。4.倒入西瓜皮丁，大火快炒，炒出汁水后，放入少量盐，翻炒均匀即可。

苦瓜炒鸡蛋

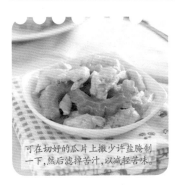

可在切好的瓜片上撒少许盐腌制一下，然后滤掉苦汁，以减轻苦味。

材料：苦瓜，鸡蛋，盐，食用油。

做法：1.苦瓜洗净，去瓤，切片，焯水断生，沥干，备用。2.鸡蛋打入碗中，放少量盐和水，搅打均匀。3.炒锅烧热后，倒入油，油起小泡时，倒入鸡蛋液，炒至两面金黄后盛出。4.锅中留底油，倒入苦瓜片，大火快炒，放入炒好的鸡蛋，撒入盐，翻炒均匀即可。

炖菜类

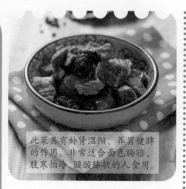

此菜具有补肾温阳、养胃健脾的作用。非常适合面色晦暗、肢寒怕冷、腰酸膝软的人食用。

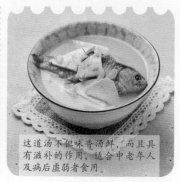

这道汤不但味香汤鲜，而且具有滋补的作用，适合中老年人及病后虚弱者食用。

栗子炖羊肉

材料： 羊里脊，去皮鲜板栗，大枣，料酒，生姜，盐。

做法： 1.羊里脊肉洗净，切块，浸泡水中1小时左右，去掉血污，洗净，捞出控水。2.生姜洗净，拍松。3.板栗洗净，沥水。4.将羊里脊肉放入砂锅中，放入料酒和生姜，倒入温水没过羊肉，大火烧开后转中火继续炖煮。羊肉煮至七成熟时，放入板栗和大枣，继续煮半小时，放入少量盐，焖煮5~10分钟即可。

鲫鱼豆腐汤

材料： 鲫鱼，北豆腐，料酒，小葱，生姜，白胡椒粉，盐，食用油。

做法： 1.鲫鱼去腮、鳞及内脏，用刀由内向外轻轻刮净鱼腹内部的黑膜，洗净，在鱼身均匀地抹一层盐，沥干水。2.北豆腐切块。生姜洗净，切片。小葱择洗干净，一部分葱叶切成葱花，其余切成段。3.炒锅烧热，倒入适量油，油温微热，放入姜片、葱段炒出香味，将鲫鱼小心地放入锅中煎至两面焦黄，加入料酒去腥。4.锅中倒入开水，水位刚好没过鱼身为佳，加入豆腐，继续中小火炖（锅内汤汁一直保持微沸腾）约15分钟，汤汁奶白时放入少量盐和白胡椒粉，出锅撒入葱花即可。

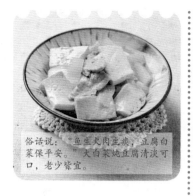

俗话说："鱼生火肉生痰，豆腐白菜保平安。"大白菜炖豆腐清淡可口，老少皆宜。

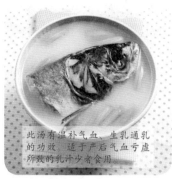

此汤有温补气血、生乳通乳的功效。适于产后气血亏虚所致的乳汁少者食用。

大白菜炖豆腐

材料：大白菜，北豆腐，瘦肉，小葱，大蒜，生姜，海米，生抽，料酒，食用油，盐。

做法： 1.大白菜洗净，切片。北豆腐切小块。2.生姜洗净，切片。葱洗净，切段。大蒜去皮，切片。3.瘦肉在水中泡出血水，洗净，切片，用料酒、生抽腌制。4.小碗中倒水，放入海米洗净，浸泡一会儿，备用。5.炒锅烧热，倒入油，油微热时，放入葱、姜、蒜，炒出香味后，倒入肉片，翻炒至肉片全部变色，放入大白菜。6.白菜断生后，倒入豆腐、海米，翻炒均匀，放入稍没过白菜的水，盖上锅盖，中火煮3分钟，放入少许盐，再煮2分钟即可。

鲢鱼头丝瓜汤

材料：鲢鱼头，丝瓜，小葱，姜片，料酒，蚝油，食用油，盐，牛奶。

做法： 1.鲢鱼头去腮及鳞，再纵切两半，洗净，沥干。2.丝瓜去皮，去头尾，洗净，切片备用。3.小葱择洗干净，打成结。4.炒锅烧热后，倒入适量油，放入姜片，煸炒出香味，相继放入两半鱼头，用筷子翻转鱼头，淋入料酒去腥，再淋入蚝油调味，接着倾入砂锅中，倒入开水没过鱼头，放入葱结，转成中火，炖煮15分钟。5.最后放入丝瓜，转小火，继续炖煮，并加一汤匙牛奶，待汤汁呈奶白色后，放入少量盐即可。

红烧类

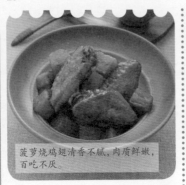

菠萝烧鸡翅清香不腻，肉质鲜嫩，百吃不厌。

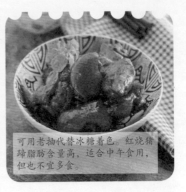

可用老抽代替冰糖着色。红烧猪蹄脂肪含量高，适合中午食用，但也不宜多食。

菠萝烧鸡翅

材料: 鸡翅，菠萝，老抽，冰糖，盐，食用油。

做法: 1.菠萝去皮，切丁，泡在淡盐水中。2.将鸡翅在水中洗净，焯水，捞出沥干。3.炒锅烧热，倒入油，油温微热时，倒入鸡翅翻炒，淋入老抽，放入少许冰糖，给鸡翅炒匀上色。4.在锅中倒入稍没过鸡翅的开水，撒入适量盐，大火烧开后，转小火焖15分钟。5.菠萝捞出，倒入锅内，翻炒均匀，继续焖5分钟，转大火收汁即可。

红烧猪蹄

材料: 猪蹄，玫瑰腐乳，干辣椒，八角，姜片，小葱，生抽，老抽，冰糖，盐，食用油，料酒。

做法: 1.猪蹄去毛，洗净，剁成块，余水。2.小葱择洗干净，切段。干辣椒剪段。3.炒锅烧热后，倒入油，油微温后放入冰糖，转成中火，缓慢搅动，待有细密的小泡冒出，倒入猪蹄块，放入干辣椒、八角、姜片和葱段，煸炒出香味，淋入料酒，再倒入生抽、老抽，翻炒均匀。4.将炒锅中的食材，倾入砂锅中，倒入稍没过猪蹄的水，大火烧开，改用中小火炖，同时放入捣碎的玫瑰腐乳，搅拌均匀。5.锅内汤汁一直保持微沸腾，炖煮约1小时，放入少许盐，翻搅均匀，再焖煮5~10分钟即可。

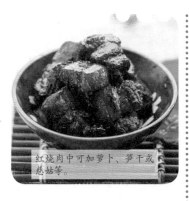

红烧肉中可加萝卜、笋干或慈姑等。

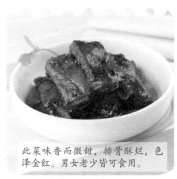

此菜味香而微甜，排骨酥烂，色泽金红。男女老少皆可食用。

红烧肉

材料: 五花肉, 姜片, 小葱, 八角, 老抽, 生抽, 料酒, 食用油, 盐, 冰糖。

做法: 1.五花肉在水中稍浸泡, 去血水, 洗净, 沥干, 切块, 放入碗中, 倒入料酒、生抽, 腌制1小时。2.小葱择洗干净, 切成段。3.炒锅烧热, 倒入油, 油热后, 倒入五花肉块, 放入姜片、葱段、八角, 煸炒出香味, 淋入料酒, 翻炒均匀, 再倒入生抽、老抽, 炒匀。4.将锅中食材倒入砂锅中, 倒入刚好没过肉块的开水, 大火烧开, 转中小火炖煮1小时左右, 放入少许盐, 翻搅均匀, 继续炖煮。待肉质酥烂后, 放入冰糖, 翻搅均匀, 大火收汁即可。

红烧排骨

材料: 猪精排, 生姜, 小葱, 大蒜, 八角, 老抽, 生抽, 料酒, 盐, 冰糖, 食用油。

做法: 1.将排骨在水中稍浸泡, 去血水, 洗净后焯水。2.生姜洗净, 切片。小葱洗净, 切段。大蒜去皮, 拍松。3.炒锅烧热, 倒入适量的油, 油温微热时, 倒入排骨, 翻炒至微出油, 盛出。4.锅刷洗干净, 倒入油, 油热后放入八角, 翻炒几下, 放入姜片、葱段和蒜瓣, 翻炒出香味, 倒入排骨, 继续翻炒。5.锅中淋入料酒, 放入生抽、老抽和冰糖, 翻炒均匀, 倒入没过排骨的开水, 大火烧开后, 转中小火炖煮约1小时, 放入少许盐, 翻炒均匀, 大火收汁到黏稠即可。

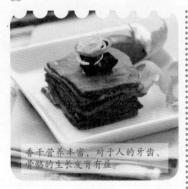

香干营养丰富，对于人的牙齿、骨骼的生长发育有益。

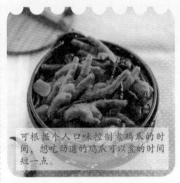

可根据个人口味控制煮鸡爪的时间，想吃劲道的鸡爪可以煮的时间短一点。

香卤香干

材料： 香干，生抽，桂皮，香叶，八角，盐，食用油，彩椒丝。

做法： 1.将香干洗净切成薄片。2.不粘锅中加适量油，油热后放入香干片，煎至两面金黄夹出备用。3.另起锅烧水，加入生抽、盐、桂皮、八角、香叶，倒入香干，慢慢煮10~15分钟。4.将香干捞出摆盘，加彩椒丝点缀即可。

红焖凤爪

材料： 鸡爪，小葱，生姜，干辣椒，花椒，八角，米酒，生抽，老抽，食用油，盐。

做法： 1.剪去鸡爪上的指甲，将鸡爪洗净，沥干。2.生姜洗净，切片。小葱洗净，切段。干辣椒剪成段。3.炒锅烧热，倒入适量的油，油微温后放入姜片、葱段，倒入鸡爪，淋入老抽，翻炒均匀，放入花椒、八角和干辣椒翻炒几下，淋入米酒、生抽翻炒均匀，放入少许盐和没过鸡爪的开水，中火焖煮20分钟左右，收汁即可。

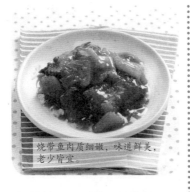

烧带鱼肉质细嫩，味道鲜美，老少皆宜

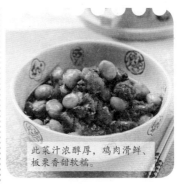

此菜汁浓醇厚，鸡肉滑鲜、板栗香甜软糯。

木瓜烧带鱼

材料：带鱼，木瓜，生抽，香醋，小葱，生姜，大蒜片，黄酒，食用油。

做法：1.将带鱼处理干净，切段，放入碗中。2.木瓜洗净，去皮去子，切块。3.取一小碗，放入生抽、香醋、黄酒，调成汁，倒入装有带鱼段的碗内，拌匀。4.小葱洗净，切段。生姜洗净，切片。5.炒锅烧热，倒入油，油热后，放入葱段、姜片、蒜片煸炒出香味，倒入用配料拌匀的带鱼、木瓜，转中火，用筷子翻一下，倒入适量水，没过鱼身。6.锅中水开后，用筷子翻一遍，转小火，炖煮10分钟，再翻一遍，转大火收汁即可。

板栗烧鸡

材料：三黄鸡，板栗肉，生姜，小葱，大蒜，料酒，生抽，老抽，盐，食用油。

做法：1.三黄鸡去除鸡头、鸡脖子上连着淋巴的皮及其他杂物，洗净，沥干，剁成块。2.小葱洗净，切段。生姜洗净，切片。大蒜去皮，拍松。3.铁锅烧热后，倒入少量油，放入葱段、姜片、蒜瓣，翻炒出香味。放入鸡块，淋入料酒，中火翻炒出油，再放入生抽、老抽，翻炒均匀，加入适量的水，倒入板栗肉，继续翻炒，最后放入少量盐，中小火焖煮20分钟左右，中途翻炒几次，收汁即可。

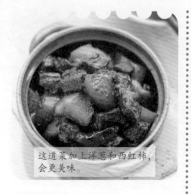

这道菜加上洋葱和西红柿，会更美味。

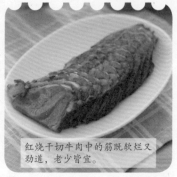

红烧干切牛肉中的筋既软烂又劲道，老少皆宜。

土豆烧牛腩

材料: 牛腩，土豆块，八角，小葱，生姜，干辣椒，香醋，生抽，老抽，料酒，盐，食用油。

做法: 1.牛腩切块，浸泡去血水，洗净。土豆去皮，切块。2.生姜切片。葱洗净，切段。干辣椒洗净，备用。3.锅中放入水、料酒、姜片，倒入牛腩，焯水，捞出沥干。4.炒锅烧热，倒油，油热后，倒入土豆块，稍煸炒后盛出。5.炒锅烧热，倒入油，放入葱段、姜片、干辣椒，煸炒出香味，淋入香醋、生抽、老抽翻炒均匀，倒入牛腩、料酒翻炒，放入八角，翻炒出香味，倒入稍没过牛腩的开水，大火烧开。转小火焖煮30分钟，倒入土豆块，放入少量盐，大火烧开转中小火炖煮25分钟左右，收汁即可。

红烧干切牛肉

材料: 牛腱子，生姜，香葱，八角，料酒，香醋，老抽，盐。

做法: 1.牛腱子每条横切成3段，在水中浸泡去血水，洗净后沥干。生姜洗净，切片。香葱洗净，打结。2.铁锅烧热后，倒入牛肉，反复翻炒牛肉块，锅里不断出现血水泡沫，将其倒出，炒至没有血泡沫后，放入生姜片、葱结、八角，淋入料酒、香醋、老抽，再反复翻炒牛肉块，待牛肉着色后，倾入砂锅中，向砂锅里加入开水，水稍没过腱子肉。大火烧沸后，撇去浮沫，改中火炖约1.5小时后放适量盐，继续炖半小时左右，并以筷子能戳动为止，关火后再闷半小时即可。3.取出牛肉放入保鲜盒内，放入冰箱冷藏室约3小时冷透后，顺着纹路横切薄片装盘。

紫菜蛋花汤

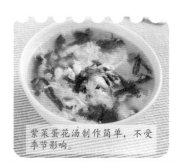

紫菜蛋花汤制作简单，不受季节影响。

材料： 紫菜，鸡蛋，虾皮，生抽，橄榄油。

做法： 1.锅内放入虾皮和水，待煮开后，鸡蛋打散成蛋液淋入锅内，划散成蛋花。2.放入紫菜，待汤滚后关火，加入少量生抽、橄榄油即可。

冬瓜海带汤

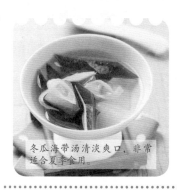

冬瓜海带汤清淡爽口，非常适合夏季食用。

材料： 冬瓜，水发海带，小葱，生姜，橄榄油（或麻油），虾皮，盐。

做法： 1.冬瓜去皮去瓤，洗净，切片。海带切成片。2.小葱切成葱花。生姜切片。3.锅内水烧开，倒入海带煮沸后撇去浮沫，再放入虾皮、冬瓜和姜片。再次煮开后小火煮10分钟，撒上葱花和少许盐，淋入橄榄油(或麻油)即可。

冬瓜虾仁汤

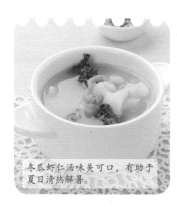

冬瓜虾仁汤味美可口，有助于夏日清热解暑。

材料： 干虾仁，冬瓜，小白菜，生姜，小葱，料酒，盐。

做法： 1.小白菜择洗干净，切段。冬瓜去皮，去瓤，切成薄片。生姜洗净，切片。小葱葱白切段，其余部分切成葱花。2.虾仁在温水中浸泡10~15分钟，再用料酒腌制一会儿。3.将虾仁、冬瓜、姜片、葱段一起放入砂锅内，加适量清水，大火煮沸后，转小火煮半小时，放入小白菜煮熟，再加入少量盐，撒上葱花即可。

汤类

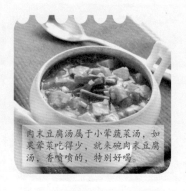

肉末豆腐汤属于小荤蔬菜汤，如果荤菜吃得少，就来碗肉末豆腐汤，香喷喷的，特别好喝。

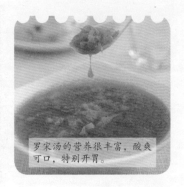

罗宋汤的营养很丰富，酸爽可口，特别开胃。

肉末豆腐汤

材料：里脊肉，嫩豆腐，干黄花菜，小葱，料酒，香醋，生抽，生姜，盐，食用油。

做法：1.里脊肉洗净，沥干后剁成肉末。2.豆腐切成小块。黄花菜用水泡开，切段。3.小葱洗净，葱白切段，其余部分切成葱花。生姜洗净，切片。4.炒锅烧热，倒入少量油，依次放入姜片、葱段、肉末，加入料酒，炒至肉呈微黄，倒入少量香醋、生抽，加入开水后，再放入豆腐块、黄花菜，汤烧开后炖5分钟，放入少量的盐，撒上葱花即可。

罗宋汤

材料：卷心菜，土豆，西红柿，洋葱，牛肉，料酒，生姜，香葱，食用油，盐。

做法：1.牛肉洗净，切成小块，泡出血水，沥干备用。2.西红柿洗净，在顶部划十字口，用沸水浸泡3~5分钟，捞出晾至温热时，沿切口把皮剥掉，切丁。3.土豆、洋葱分别洗净，去皮，切丁。生姜切片。葱切段。4.卷心菜洗净，撕成小块。5.牛肉焯水后倒入砂锅内，放入姜片、葱段，淋入料酒，再倒入开水，大火烧沸后转小火炖30分钟后捞出。6.炒锅烧热，倒入少量油，油微热后，放入洋葱爆香，再依次倒入熟牛肉、土豆丁、西红柿翻炒均匀。7.加开水煮沸，放入卷心菜，加少许盐转中小火煮15分钟左右即可。